JN013293

臨床看護で知っておきたい
検査
ガイドブック

編著/江口正信

公立福生病院診療部部長

サイオ出版

編著

江口　正信　公立福生病院診療部　部長

執筆

原田　　勉　沼津市立病院臨床検査科

杉澤きよ美　沼津市立病院臨床検査科

佐々木綾子　沼津市立病院臨床検査科

松本　直樹　沼津市立病院臨床検査科

松本　　純　公立福生病院臨床検査技術科

沖倉　秀明　公立福生病院臨床検査技術科

阿曽　達也　帝京大学医学部附属溝口病院病理診断科

水口　國雄　帝京大学医学部名誉教授

長島　美雪　沼津市立看護専門学校教務長

森　　羊子　沼津市立病院看護部師長

太田　郁子　独立行政法人国立病院機構
　　　　　　静岡医療センター附属静岡看護学校副学校長

瀧波　典子　独立行政法人国立病院機構静岡医療センター診療看護師

はじめに

　臨床検査・画像検査と臨床看護を結ぶ一本の線は、実地医療において重要なポイントとなります。特にはじめて看護実習に臨む学生諸氏や、現在医療現場で活躍中の看護師の方々にとって難関の1つになっていると思います。

　本書では"看護に検査データのアセスメントがなぜ必要なのか"を序章とし、次に実習を含め看護の現場で知っておきたい検査項目について解説し、さらにそれぞれの疾患群や代表的な疾患ごとに必要な検査とその意義、結果の解釈、診断・治療までの流れをまとめ、最後に看護のポイントを記載しました。

　また、本書の最大の特徴として、文章はなるべく簡潔にまとめ、実際の疾患における画像データと臓器や組織の写真を多く掲載し、さらに必要な項目については図や表を作製することによって、ビジュアル的に理解を深めるよう努めました。執筆はそれぞれの現場で豊富な経験を有する臨床検査医、臨床検査技師、さらに長年にわたり看護教育や医療現場の第一線で活躍されている看護師の方々が担当しました。

　この書が姉妹書である「検査値早わかりガイド」や「検査値ガイドブック」とともに、看護学を専攻している学生諸氏や、現在医療現場の最前線で奮闘されている看護師の方々、および臨床検査を含め、広く医療業務に従事している方々に一読していただければ、執筆者一同この上ない喜びです。

2020年7月

江口正信

Contents

第2章　疾患群別に必要な検査

第3章　臨床で役立つ検査値の見方と看護

序章

看護師が検査値を
アセスメントする理由

看護師が検査値をアセスメントする理由

　看護師がフィジカルアセスメントを行い、臨床判断していくためには、検査結果の数値がもつ意味を捉えて何が起きているかを把握し、看護援助に活かしていくことが不可欠です。検査結果は、状況把握をするための情報です。したがって、正確に採取され取り扱われた検体から得られた数値であることが大切です。

　臨床において、看護師は、患者の訴え、既往歴、バイタルサイン、検査データなど、さまざまなことを加味して、患者に起こっていることを総合的に考えていきます。看護師が自律的に判断して適切な看護をしていくために、検査データがもつ意味を読み取れるよう知識を深め土台を築いていく必要があります。知識を深めることによって、患者に生じている状態の変化や今後の経過の予測が可能になります。

看護の業務と検査値

　看護師の業務には、①日常生活援助、②診療の補助があります。検査は疾患の判定、治療の選択や治療の経過（評価）、身体の状態変化を観る目的で行われます（図）。したがって、正確で信頼できる結果を得ることが大切です。そして、検査を看護師の2つの業務の視点で考えると以下となります。

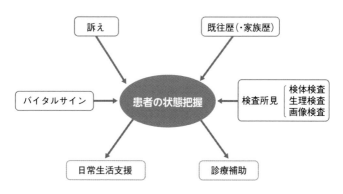

8

①日常生活援助では、検査結果から障害されている部位や原因を知り、それに対し必要な内容と方法で援助を提供する。

例）Hb 低下 → 出血：輸血を受ける患者の看護

腎機能低下：水分管理・血圧コントロール・
食事の調整

②診療の補助では、患者が安全・安楽に検査を受けるための援助と、正しい検査方法で適切な検査結果が得られ診断につながるよう援助する。

看護師は患者の「意図」を意識する

　患者は、健康診断のため、あるいは健康診断の結果から精査を勧められ、または何らかの症状の出現などの理由で病院を受診します。健康診断や精査を勧められた人には、病気が隠れていないか、悪化していないかを判断するために、症状がある人には、その原因や病態を明らかにするために検査が実施されます。

　このように、患者が受ける検査には検査を受ける理由と患者の考え（意図）がありますので、看護師はこの「考え（意図）」を意識しなければなりません。看護師には、検査の目的、方法、検査に伴う苦痛の程度などを患者に説明し、患者が検査の全容をイメージすることで不安を軽減し疑問を解消できるよう働きかける役割があります。

　さらに、生体侵襲を伴う検査などで、検査中に生じる苦痛を緩和する援助、検査後の安全につながる観察や助言、プライバシーの保持と他部門への手配など検査の前から終了後まで、看護介入が必要となります。

　以上から、患者が検査を受ける意図を意識しながら、安全に安心して検査を受けられるように、検査の目的や検査内容、起こり得ることを予測したうえで、患者に説明をする必要があります。

患者の状態を身体的側面と、心理社会的側面、霊的側面から捉えて看護する

　冒頭で述べたように、得られた検査結果から患者の状態を判断し、援助を考えていくことが看護の最たる特徴であると言えます。

　したがって、看護師は、本日担当する患者にどのような検査予定があるのか確認し、その目的を理解し、結果が出るタイミングを見計らって、

早く結果を知る気構えが必要となります。なお、検査データは過去から現在までの推移にも注目してアセスメントすることが重要となります。看護師は、患者の状態を身体的側面、心理社会的側面と、霊的側面から捉えて看護を実践するとされています。検査値は身体的側面理解の重要なツールの1つです。苦痛を伴ってでも患者に受けてもらった検査のデータを、私たち看護職者は大切に取り扱わなければならないのです。

検体の目的と正しい採取方法、取り扱いを知る

　検査データは正確でなければ意味がありません。正しい検査データを得るということは、適した採取方法で検体の取り扱いを正確に行うことです。採血は看護師が採取して検査科に提出する機会が多い検査の1つですので、採血を例にあげて考えてみましょう。

　採血の目的や検査項目によって採血管の種類が変わります。それは検査に必要な量と血液の状態によって違うからです。

〈採血管の種類〉

生化学検査：蓋の色はオレンジがかった茶色、最高10ccの容量、中に何も薬剤が入っていないプレーンスピッツ

血算　　　：蓋の色が薄い紫色、必要採血量の約3ccの高さにラインがある、粉末の抗凝固剤入り採血管

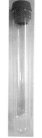 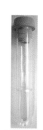 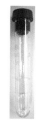

生化学採血管　　　血算採血管　　　凝固検査採血管

　採血量ひとつ間違えて採取してしまっても、正しい結果を得ることはできません。また、血算の採血管に入れた後、攪拌していなければ凝固してしまい、検査はできません。採血で使用した針が細すぎたり、強く

撹拌したりすると、溶血を起こして検査ができないことも起こります。他には、採血後直ちに氷などで冷やした状態で検査科に提出しなければならない検査もあります。その他の検査も同様に、看護師は、目的と正しい採取方法、取り扱いを知る必要があります。

検査データと症状から留意事項を定めて看護

　患者の状態を理解し、看護師としての業務を遂行するためには、症状だけ、検査値だけ、というように、1つの情報に偏らず、関連させて判断をする力が必要となります。

　例えば看護師は、血小板の数値が極度に低ければ、出血傾向が現れていないか観察します。次にこの値や症状から、日常生活行動の支援をどこまで行うべきか考えます。身体の清潔であれば、長時間湯船につからないとか、体を洗うときに強い刺激を与えない等のアドバイスを伝えます。また、清拭の援助を行うのであれば、摩擦力に注意します。

　このように、検査データと症状から留意事項を定めて援助方法を決定し、観察しながら実施します。

　検査結果の推移と患者の症状やADLを関連させて、健康障害の程度や治療効果を評価して、異常の早期発見と回復に向けた援助につなげることが重要となります。

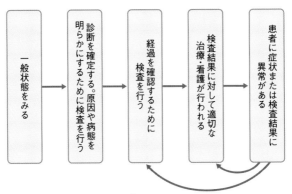

検査実施と医療・看護の実践プロセス

一般状態をみる → 診断を確定するために検査を行う。原因や病態を明らかにするために検査を行う → 経過を確認するために検査を行う → 検査結果に対して適切な治療・看護が行われる → 患者に症状または検査結果に異常がある

看護に求められる能力と検査値

特定行為に係る看護師の役割

　看護職においては、チーム医療を推進し看護師がその役割をさらに発揮するために2014年6月に「特定行為に係る看護師の研修制度」が創設されました。2015年3月には省令および施行通知が通達され、10月より制度が開始しました。特定行為は、診療の補助であり実践範囲が拡大されています。

　例えば、高齢の男性が発熱と食思不振で入院されていた場合、特定行為の研修を終えた認定看護師は、従来は、医師からの指示を受けなければできなかった、「脱水症状に対する輸液による補正」「感染徴候がある者に対する薬剤の臨時投与」「持続点滴中のナトリウム、カリウム又はクロールの投与量の調整」「持続点滴中の糖質輸液又は電解質輸液の投与量の調整」を身体所見や検査結果より考慮し、輸液による補正として、必要な量の点滴や電解質の補正を、手順書のもと自分で判断して実施できるようになりました。在宅医療においても同様です。そのため、今まで以上に検査データを読み取り、状況判断していく必要性が高まっています。

検査結果の解釈

　診療の補助の実施を中心に述べてきましたが、看護の対象者は、多様な価値観をもち、さまざまな場で病気の療養しながら生活をしているため、必ずしも病気の治療を最優先にするとは限りません。検査結果を伝えられ、必要と勧められても治療をしない選択をする場合もあります。つまり、病態と緊急性をふまえて、検査結果が基準値から外れていても様子観察ができるか否かの判断を求められます。

　高齢者の血糖測定を例にとると、血糖コントロールに支障をきたしている場合、高血糖や低血糖という重篤な症状になる危険があります。そのため、血糖測定を行いますが、基準値（空腹時）70〜109mg/dLの血糖値が300mg/dLであれば緊急を要します。しかし、150mg/dLならばその日の食事やストレス、体調などにより左右される範囲と考え、長期的にみていくことができます。このように、検査結果の数値が基準値から外れていても、「こんな時もある」、「だんだん良くなってきてはいる」と捉えることもできます。

地域包括ケアシステムとのかかわり

　地域包括ケアシステムは、住み慣れた地域で自分らしい暮らしを人生の最後まで続けることができるよう「住まい」「医療」「介護」「予防」「生活支援」が切れ目なく一体的に提供される体制です。地域包括ケアの土台は、本人の選択と本人家族の心構えですので、対象者が望まない治療や検査は行いません。対象者にとって必要と捉えて行った検査の結果を、短期・長期的にみて「緊急を要する」、または、数値的には基準値をはずれるが「様子をみていけば良い」、という判断ができます。

　身体所見と検査結果などから、急性期で治療が今すぐ必要な状態であるか、緊急性を要しない短期・長期的にみていける状態であるかを判断できるようになり、対象者の安全を守りながら、対象者の価値観に沿った生活が送れるように支援が重要となります。

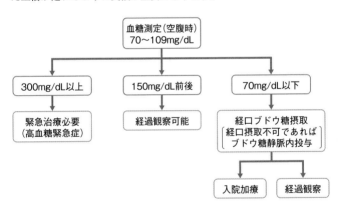

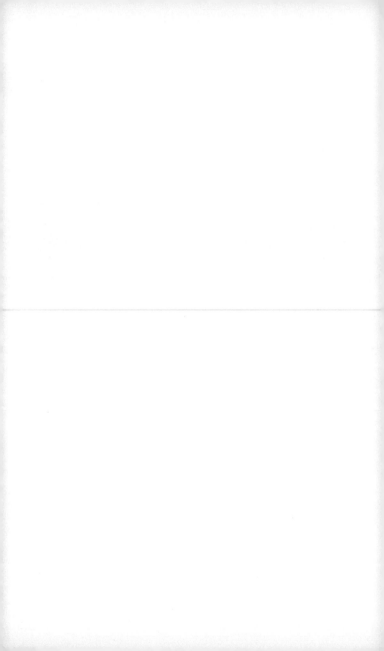

第1章

実習で
知っておきたい検査

一般検査

尿検査

尿の生成と排泄（排尿）

尿は腎臓で生成され、尿管→膀胱→尿道を経て排泄される。

〈腎臓の構造〉

・重量：120～150g

・皮質・髄質・腎盂に大きく分けられ、中央の血管や尿管の出入りする部位を腎門と呼んでいる。腎皮質には糸球体があり、ここで血液が濾過され、原尿が生成される。糸球体とこれに続く尿細管を腎単位（ネフロン）と呼び、1個の腎臓内には100～200万個存在する。

・原尿は近位尿細管から遠位尿細管を経て集合管に至る間、有用な物質の再吸収や過剰な物質の分泌が行われ、最終的に尿として1日に1000～1500mL排泄される。

〈尿管の構造〉

・口径4～7mm、長さ28～30cmの管状構造を示し、腎門部から左右の尿管口において膀胱に開口する。

〈膀胱の構造〉

・一時的に尿を溜める袋状の構造であり、最大容量は約700mLにおよぶ。

・粘膜・筋層・外膜に分けられ、粘膜面を覆う上皮は尿管とともに尿路上皮（移行上皮）からなる。

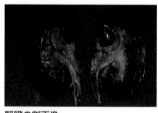

腎臓の割面像

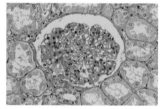

腎糸球体と尿細管

尿量

基準値▶ 500～2000mL/日

500mL/日　以下：乏尿

100mL/日　以下：無尿

尿路の閉塞：尿閉

尿比重

基準値▶ 1.015 〜 1.025

高比重：脱水症、糖尿病

低比重：尿崩症、腎不全

尿pH

基準値▶ 4.6 〜 7.0

アルカリ尿：尿路感染症

酸性尿：糖尿病、脱水症

尿蛋白

基準値▶定性（-）、定量：150mL/日以下

①腎前性蛋白尿：発熱、心不全

②腎性蛋白尿：糸球体腎炎、ネフローゼ症候群、糖尿病性腎症、急性尿
　　細管壊死

③腎後性蛋白尿：尿路感染症、尿路結石、尿路腫瘍

④生理の蛋白尿：運動後（運動性蛋白尿）、起立性蛋白尿

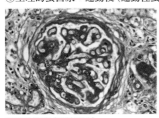

糸球体腎炎（膜性腎症）

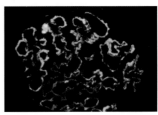

蛍光抗体法による糸球体へのIgG沈着

尿糖

基準値▶定性（-）、定量：130mg/日以下

異常値（高値）▶

　　・**血糖値も高い場合**：糖尿病、食事性糖尿、クッシング症候群、
　　　　　　　　　　　　　　ステロイド投与

　　・**血糖値は正常の場合**：腎性糖尿、ファンコニー症候群、妊娠

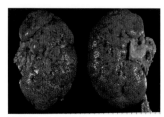

糖尿病による腎硬化

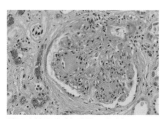

糖尿病性腎症（糸球体の病変）

尿潜血

基準値▶定性（－）

- **赤血球・ヘモグロビン尿**：糸球体腎炎（IgA腎症など）、尿路結石、腎・尿路腫瘍（腎臓癌、尿管癌、膀胱癌）、尿路よりの出血
- **ヘモグロビン尿**：溶血性貧血
- **ミオグロビン尿**：筋ジストロフィー、筋炎、心筋梗塞

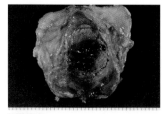

膀胱出血

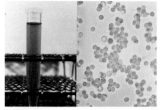

肉眼的血尿　　　尿沈渣中の赤血球

尿中ケトン体

基準値▶陰性

　糖尿病をはじめとする糖代謝異常や、糖の摂取・利用障害を知るための検査である。糖質の不足などで糖代謝障害が起きると、糖の代わりのエネルギー源として脂肪酸が利用され、アセチルCoAを経てケトン体が作られ尿中に排泄される。

〈尿中ケトン体が陽性となる疾患・病態〉

- ・重症の糖尿病
- ・長期飢餓

・脱水症、アルコール多飲

尿中アルブミン

基準値▶2〜20mg/日あるいは10mg/g・Cr以下（クレアチン補正した値）

・糖尿病性腎症の早期発見
・うっ血性心不全、慢性糸球体腎炎

尿中N-アセチル-β-D-グルコサミニダーゼ（NAG）

基準値▶0.97〜4.17（U/L）

・尿細管間質性腎炎
・急性尿細管壊死
・糸球体腎炎、糖尿病性腎症

尿沈渣

　尿中の有形成分を顕微鏡による観察や自動分析器によって解析する検査である。

〈尿沈渣でみられる主な有形成分〉

①細胞成分−赤血球・白血球・上皮細胞〔（尿路上皮（移行上皮）、扁平上皮、腎上皮（尿細管上皮）〕。
②結晶成分（リン酸カルシウム、リン酸アンモニウムマグネシウム、シスチン、シュウ酸カルシウム、尿酸など）
③円柱（硝子円柱・顆粒円柱・上皮円柱（これらは健常人にも少数認められることがある）、赤血球円柱、白血球円柱、脂肪円柱、ろう様円柱）。
④細菌、真菌、トリコモナス原虫
⑤精子

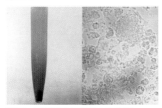

膿尿：尿沈渣内に細菌と白血球

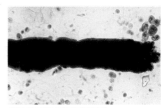

ろう様円柱（腎不全症例）

便検査

便潜血反応 (faecal occult blood test)

　肉眼的には確認できない便中への微量な出血を検出する検査である。以下の２つの方法があるが、検診などで一般的に行われるのは免疫学的検査法である。

・**免疫学的検査法**：ヒトヘモグロビンに対する抗原抗体反応による検査法であり、消化管出血による便中のヒトヘモグロビンの有無を検出する。食事摂取による影響（食肉中のヒト以外のヘモグロビンなど）はないが、少量の上部消化管（食道・胃）よりの出血では、腸管内でのヘモグロビンの変性により偽陰性なる可能性があり、主に下部消化管（小腸下部・大腸など）よりの出血の有無の判定に用いる。任意の一日のみの検査である一本法と、他の一日における検査を含む二本法があり、後者ではより精度が高くなる。

・**化学検査法**：全消化管よりの出血が検出可能であるが、上記のように食肉摂取によって偽陽性反応を生じる。

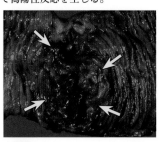

大腸癌

虫卵・虫体の検査

・直接塗抹法……………回虫卵
・浮遊法…………………鉤虫卵、東洋毛様線虫卵
・沈殿法…………………吸虫卵、鞭虫卵
・セロファンテープ法…蟯虫卵、無鉤条虫卵、有鉤条虫卵

胸水・腹水検査

　胸腔および腹腔には健常者でも少量の液体が貯留しているが、さまざまな原因によって多量の液体が貯留する。これを胸水あるいは腹水貯留症とよんでいる。貯留を示す液体は大きく漏出液と滲出液に分けられる。

	外観	比重	蛋白量	細胞数	フィブリン/フィブリノーゲン
漏出液	水様透明	1.015↓	2.5g/dL↓	少ない	少ない
滲出液	混濁	1.018↑	4.0g/dL↑	多い	多い

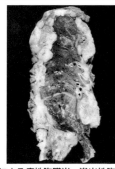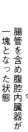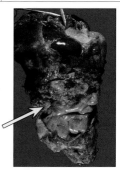

腸管を含め腹腔内臓器が一塊となった状態

肺癌による癌性胸膜炎→滲出性胸水貯留　　　　癌性腹膜炎→滲出性腹水貯留

髄液検査

　髄液は脳室や脳・脊髄のくも膜下腔を流れる液体であり、脳・脊髄の感染症（髄膜炎）、脳・脊髄腫瘍および脳出血・くも膜下出血などの診断に役立つ。通常側臥位で腰椎間より穿刺吸引して採取する。

・**髄液圧**：上昇…髄膜炎、くも膜下出血、癌の播種（癌性髄膜炎）
・**性状**：**出血**……脳出血、くも膜下出血
　　　　　　黄色調…脳出血、くも膜下出血後の時間が経過した状態
・**リンパ球増加**…ウイルス性・結核性・真菌性髄膜炎、くも膜下出血
・**好中球増加**……細菌性髄膜炎
・**総蛋白量増加**…髄膜炎、脊髄腫瘍、脳腫瘍、くも膜下出血
・**糖**：増加………腫瘍、脳出血 / 減少……髄膜炎
・**クロール量**：減少…髄膜炎

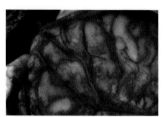

細菌性髄膜炎による髄膜の混濁

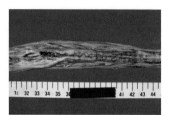

脊髄腫瘍（悪性リンパ腫）

関節液検査

　関節液はヒアルロン酸蛋白複合体と、関節内に漏出する血漿成分により構成される。健常者の関節液は少なく、ほとんど採取できないが、炎症や外傷による刺激によって貯留を認める。

基準値（ほぼ正常な関節液）▶
**　　淡黄色・透明、ムチン塊（＋）、白血球数（＜50/μL）**

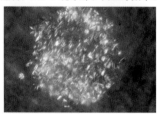

関節液内の尿酸結晶

血液検査

　血液検査には末梢血液中の血球数算定（赤血球数、白血球数、血小板数）、ヘモグロビン濃度、ヘマトクリット値、末梢血液像（赤血球形態、白血球分画）と、血液凝固検査あるいは骨髄穿刺による骨髄細胞像などがある。

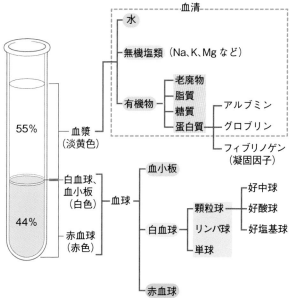

血液成分の分類

血球数算定、他

・赤血球数（RBC）：♂4.27〜5.70（x10 6./µL）/ ♀3.76〜5.00（x10 6./µL）
・ヘモグロビン量（血色素量）（Hb）：♂13.5〜17.6（g/dL）/ ♀11.3〜15.2（g/dL）
・ヘマトクリット値（Ht）：♂39.8〜51.8（%）/ ♀33.4〜44.9（%）

血液検査

・赤血球恒数：平均赤血球容積（MCV）… 86〜98（fL）

平均赤血球ヘモグロビン量（MCH）… 27〜35（pg）

平均赤血球ヘモグロビン濃度（MCHC）… 31〜35（%）

＊赤血球恒数の測定によって貧血の分類が可能となる。

①大球性正色素性貧血（MCV↑、MCH→↑、MCHC→↑）

巨赤芽球性貧血、肝障害による貧血など

②正球性正色素性貧血（MCV→、MCH→、MCHC→）

再生不良性貧血、溶血性貧血、急性（大量）出血

③小球性低色素性貧血（MCV↓、MCH→↓、MCHC↓）

鉄欠乏性貧血（慢性出血、妊娠、胃全摘、低酸症など）、鉄芽球性貧血、

サラセミア

・白血球数：3500〜9000（μL）

・血小板数：15〜40（x104/μL）

末梢血液像（赤血球形態、白血球分画、その他）

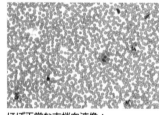

ほぼ正常な末梢血液像：
赤血球、白血球血小板を認める

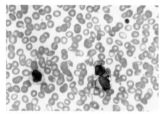

末梢血中に出現した幼若細胞（芽球）：
急性骨髄性白血病

骨髄穿刺液検査

主に胸骨や腸骨の骨髄穿刺によって採取された骨髄内の顆粒球系細胞、赤芽球系細胞（赤血球に成熟する前の細胞）、巨核球系細胞（血小板を産生する細胞）の分布や成熟過程の異常（芽球の増加）などを検査する。

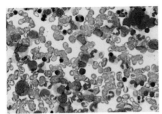

正常な分布を示す骨髄像

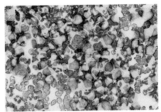

過形成骨髄（骨髄細胞の多い状態）

凝固・線溶系検査

出血時間

　出血時間検査が行われている施設では、殆どが耳垂（耳たぶ）を穿刺し止血されるまでの時間を特定するデューク（Duke）法を用いている。一次止血（血小板の働き、血管の機能）を反映する。

基準値▶ 1〜5分

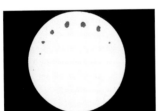

デューク（Duke）法による出血時間
の測定：3分30秒の出血時間を示す

プロトロンビン時間（PT）

　凝固外因系共通の検査であり、肝臓における凝固因子合成の状態（―肝機能低下による凝固因子合成の低下でPTは延長する。またビタミンK不足によっても延長する。

基準値▶活性％：80〜120（％）、秒数：10〜15（秒）、INR：0.8〜1.20

活性化部分トロンボプラスチン時間（APTT）

　凝固内因系共通の検査であり、プロトロンビン時間と同様に肝機能障害やビタミンK不足によって延長し、DIC、抗凝固剤使用などでも延長

する。

基準値▶ 30 〜 50 (秒)

フィブリノーゲン (Fg)

　フィブリノーゲンは凝固第I因子であり、肝臓で合成され、トロンビン（凝固第II因子）によってフィブリンとなる。フィブリノーゲンが60mg/dL以下（DICや肝障害）では出血傾向傾向がみられ、700mg/dL以上で血栓形成傾向がみられる。

基準値▶ 200 〜 400 (mg/dL)

フィブリノーゲン分解産物 (FDP) / Dダイマー

　フィブリノーゲンおよびフィブリンがプラスミンの働きにより分解（栓溶とよばれる）されて生じる物質の総称である。DICや溶血性尿毒症症候群などで上昇する）。

基準値▶ total-FDP：10 (μg/mL) 未満 /
**　　　　　Dダイマー：1.0 (μg/mL) 未満**

フィブリンモノマー (FM) / 可溶性フィブリンモノマー複合体 (SFMC/SF)

　血管内凝固亢進の有無を反映する。DIC、血栓症、敗血症、悪性腫瘍などで陽性あるいは上昇する。

基準値▶ FM陰性、SFMC/SF (7μg/mL) 未満

アンチトロンビン (アンチトロンビンⅢ) 〔AT (ATⅢ)〕

基準値▶ 80 〜 120 (%)、
**　　　　トロンビン・アンチトロンビン複合体 (TAT)：3 (ng/mL) 未満**

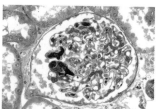

DIC症例における腎糸球体内のフィブリン血栓（赤く染色される部分）

生化学検査

　生化学検査には、静脈より採血された血液より分離した、主に血清を用いて以下の物質を測定する。

＊生化学検査では検査対象物質によって日内変動や食事による変動などがみられるものがあり、採血時間（食後時間）を考慮する必要がある。

電解質・金属

ナトリウム
基準値▶ 138～146 (mEq/L)
カリウム
基準値▶ 3.6～4.9 (mEq/L)
クロール
基準値▶ 99～109 (mEq/L)
カルシウム
基準値▶ 8.7～10.3 (mg/dL)
鉄
基準値▶ 男性：60～200 (μg/dL)／
　　　　　女性：50～160 (μg/dL)
マグネシウム
基準値▶ 1.2～2.3 (mg/dL)
亜鉛
基準値▶ 60～120 (μg/dL)

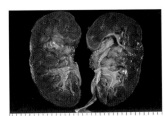

黄疸性腎症による腎不全：血清カリウム（上昇）

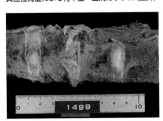

癌の脊椎転移：血清カルシウムの増加

各種酵素（逸脱酵素）

AST
基準値▶ 8～33 (U/L)
ALT
基準値▶ 4～45 (U/L)
LD (LDH)
基準値 119～229 (U/L)
アルカリフォスファターゼ (ALP)
基準値▶ 115～359 (U/L)

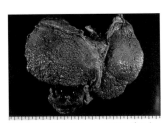

肝硬変：AST/ALT、γ-GTなどの上昇、ChEの低下

生化学検査

クレアチンキナーゼ (CK)
基準値▶男性：62〜287 (U/L) /
女性：45〜163 (U/L)
CK-MB (クレアチンキナーゼの
アイソザイムの1つ)
基準値▶ 5.0 (ng/mL) 以下
γ-GT (γ-GTP)
基準値▶ 10〜47 (U/L)
アミラーゼ (Amy)
基準値▶ 37〜125 (U/L)
コリンエステラーゼ (ChE)
基準値▶：214〜466 (U/L)

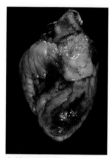

急性心筋梗塞：
　　AST、CK-MBの上昇

蛋白質

総蛋白 (TP)
基準値▶ 6.7〜8.3 (g/dL)
アルブミン (Alb)
基準値▶ 3.8〜5.2 (g/dL)
血清蛋白分画

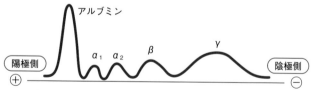

- ・アルブミン分画：アルブミンほか
- ・α₁分画：α₁-アンチトリプシン、α₁-リポ蛋白ほか
- ・α₂分画：ハプトグロビン、α₂-マクログロブリン、セルロプラスミンほか
- ・β分画：トランスフェリン、ヘモペキシン、β-リポ蛋白ほか
- ・γ分画：IgG、IgA、IgM、CRPほか

含窒素成分

尿素窒素 (UN)
基準値 ▶ 8 ～ 22 (mg/dL)
クレアチニン (Cr)
基準値 ▶ 男性 0.6 ～ 1.1 (mg/dL) /
　　　　女性 0.4 ～ 0.7 (mg/dL)
尿酸 (UA)
基準値 ▶ 男性 3.6 ～ 7.0 (mg/dL) /
　　　　女性 2.6 ～ 6.5 (mg/dL)
ビリルビン (Bil)
基準値 ▶ 総ビリルビン：0.3 ～ 1.2
　　　　(mg/dL) /
　　　　直接型ビリルビン：0.1
　　　　～ 0.5 (mg/dL)
アンモニア (NH₃)
基準値 ▶ 12 ～ 66 (mg/dL)

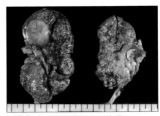

腎硬化症→クレアチニン上昇

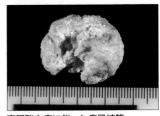

高尿酸血症に伴った痛風結節

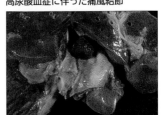

総胆管結石による閉塞性黄疸→直接
ビリルビン上昇

脂質

コレステロール (総コレステロール) (TC)
基準値 ▶ 128 ～ 219 (mg/dL)
LDL コレステロール (LDL-C)
基準値 ▶ 120mg/dL 未満
HDL コレステロール (HDL-C)
基準値 ▶ 40 ～ 96 (mg/dL)
中性脂肪 (トリグリセリド) (TG)
基準値 ▶ 30 ～ 149 (mg/dL)

生化学検査

non-HDL コレステロール (non HDL-C)
150〜169 mg/dL → 境界域高 non-HDL コレステロール血症 /
170mg/dL 以上 → 高 non-HDL コレステロール血症

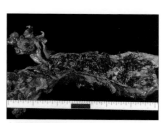

大動脈粥状硬化

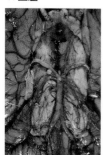

脳動脈硬化 (脳底動脈〜後大脳動脈)

糖質関連物質

血糖 (BS/GLU)
基準値▶ 70〜109 (mg/dL)
　　　　(空腹時)
糖化ヘモグロビン (HbA 1 c)
基準値▶ 4.5〜6.2 (%)
グリコアルブミン (GA)
基準値▶ 12.0〜16.0 (%)

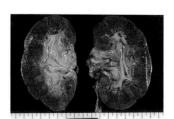

糖尿病性腎硬化症

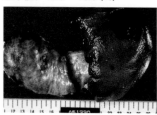

膵腫瘍 (インスリノーマ) → 低血糖

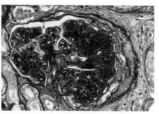

糖尿病性腎症 (腎糸球体の組織像)

免疫血清検査

血清蛋白

免疫グロブリン

分類と基準値 ▶ IgG：870 〜 1700（mg/dL）、IgA：110 〜 410（mg/dL）、
IgM：♂31 〜 200（mg/dL）/ ♀52 〜 270（mg/dL）、
IgD：13.0（mg/dL）、IgE：250（IU/mL）

β_2-マイクログロブリン

基準値 ▶ 0.8 〜 2.4（mg/L）

補体…CH_{50}

基準値 ▶ 30 〜 40（U/mL）、C3（基準値 ▶ 80 〜 140（mg/dL））、
C4（基準値 ▶ 11 〜 34（mg/dL））

自己抗体、アレルギー関連

リウマチ因子

RAテスト（基準値 ▶ 陰性）、

MMP-3（基準値 ▶ ♂36.9 〜 121.0（ng/mL）/
♀17.3 〜 59.7（ng/mL））、

抗CCP抗体（基準値 ▶ 4.5（U/mL））

抗核抗体（ANA）

基準値 ▶ 陰性（40倍以下）

抗好中球細胞質抗体（ANCA）

基準値 ▶ C-ANCA：3.5（U/mL）未満、
P-ANCA：9.0（U/mL）未満

抗ミトコンドリア抗体（AMA）

基準値 ▶ 陰性（20倍未満）

サイロイドテスト

基準値 ▶ 陰性（100倍未満）

マイクロゾームテスト

基準値 ▶ 陰性（100倍未満）

アレルゲン特異IgE抗体

基準値 ▶ 陰性（陰性0.34（UA/mL）以下）

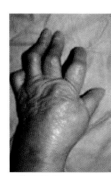

関節リウマチ

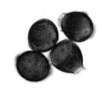

スギ花粉

感染症、ウイルス関連

CRP（C反応性蛋白）

基準値▶ 0.3（mg/dL）以下

A型、B型、C型肝炎ウイルス検査

HIV検査

基準値▶陰性

HTLV検査

基準値▶陰性

インフルエンザ迅速検査

基準値▶陰性

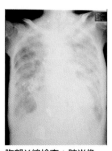

胸部X線検査：肺炎像

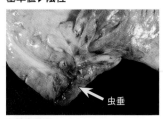

急性虫垂炎

虫垂

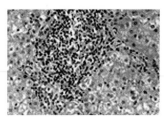

C型慢性肝炎組織像

腫瘍マーカー

〈腫瘍マーカー検査の目的〉

・癌の診断補助

・癌の組織型鑑別診断（腺癌 or 扁平上皮癌 or その他）

・癌の原発臓器の推定

・癌の進行度の推定

・癌の治療効果判定を含む経過観察

・予後の推定

・癌ハイリスク者のスクリーニング

＊腫瘍マーカー検査はあくまで補助診断であり、100%癌の存在を示すものではない。

〈各種腫瘍マーカーと基準値〉

CEA
基準値 ▶ 5.0（ng/mL）以下
AFP
基準値 ▶ 10.0（ng/mL）以下
PIVKA-Ⅱ
基準値 ▶ 40.0（mAU/mL）未満
CA19-9
基準値 ▶ 37.0（U/mL）以下
CA125
基準値 ▶ 35.0（U/mL）以下
SLX
基準値 ▶ 38.0（U/mL）以下
SCC抗原
基準値 ▶ 1.5（ng/mL）以下
CYFRA（シフラ）
基準値 ▶ 3.5（ng/mL）以下
ProGRP（ガストリン放出　ペプチド前駆体）
基準値 ▶ 46.0（pg/mL）未満
CA15-3
基準値 ▶ 27.0（U/mL）以下
PSA
基準値 ▶ 4.0（ng/mL）以下

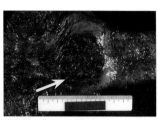

大腸癌 → CEA上昇

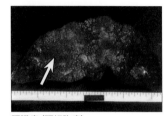

肝臓癌（肝細胞癌）→
AFP、PIVKA-Ⅱの上昇

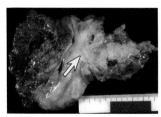

膵臓癌 → CA19-9の上昇

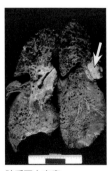

肺扁平上皮癌 →
CYFRA、SCC抗原の上昇

33

免疫血清検査

〈各種臓器の癌と腫瘍マーカー〉

肺癌	・腺癌：SLX、CEA（癌胎児性抗原） ・扁平上皮癌：SCC、CYFRA（シフラ） ・小細胞癌：NSE、ProGRP	前立腺癌	・PSA（前立腺特異抗原）
		食道癌	・SCC ・CYFRA（シフラ）
		乳癌	・CA15-3 ・CEA（癌胎児性抗原）
肝臓癌	・AFP ・PIVKA-Ⅱ	胃・大腸癌	・CEA（癌胎児性抗原） ・STN（シリアルTn抗原）
胆嚢・膵臓癌	・CEA（癌胎児性抗原） ・CA19-9 ・DUPAN-2 ・Span-1	卵巣癌	・CA125 ・CA130 ・CA72-4
		絨毛癌	・hCG（ヒト絨毛性ゴナドトロピン）

ホルモン

〈主なホルモンと基準値〉

❶下垂体より分泌されるホルモン

成長ホルモン

基準値▶♂0.64（ng/mL）以下

　　　　♀0.11～3.90（ng/mL）

副腎皮質刺激ホルモン（ACTH）

基準値▶10～60（pg/mL）

甲状腺刺激ホルモン（TSH）

基準値▶0.4～4.0（μIU/mL）

黄体形成ホルモン（LH）

基準値▶♂0.8～5.7（mIU/mL）

　　　　♀卵胞期1.8～10.2（mIU/mL）／

　　　　排卵期2.2～88.3（mIU/mL）／

　　　　黄体期1.1～14.2（mIU/mL）／

　　　　閉経期5.7～64.3（mIU/mL））

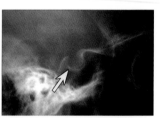

下垂体腫瘍によるトルコ鞍の拡大
（頭部X線写真）

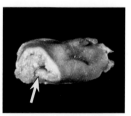

下垂体腫瘍と下垂体（肉眼像）

卵胞刺激ホルモン (FSH)

基準値▶♂ 2.0〜8.3 (mIU/mL)

　　　♀卵胞期 3.0〜14.7 (mIU/mL) /

　　　　排卵期 3.2〜16.6 (mIU/mL) /

　　　　黄体期 1.5〜8.5 (mIU/mL) /

　　　　閉経期 157.8 (mIU/mL) 以下)

プロラクチン (PRL)

基準値▶♂ 3.6〜12.8 (ng/mL)

　　　♀ 6.1〜30.5 (ng/mL)

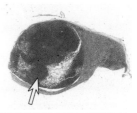

下垂体腫瘍と下垂体 (組織標本)

❷甲状腺より分泌されるホルモン

遊離トリヨードサイロニン (FT3)

基準値▶ 2.4〜4.3 (pg/mL) /

　　　遊離サイロキシン (FT4)

　　　（基準値▶ 0.9〜1.8 (ng/dL)）

カルシトニン (CT)

基準値▶♂ 5.15 (pg/mL) 以下 /

　　　♀ 3.91 (pg/mL) 以下

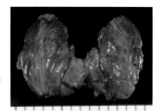

甲状腺の腫大：甲状腺機能亢進症
(バセドウ病)

❸副甲状腺より分泌されるホルモン

副甲状腺ホルモンインタクト (PTH-intact)

基準値▶ 10〜65 (pg/mL)

❹膵臓より分泌されるホルモン

インスリン (insulin)

基準値▶ 3.0〜15.0 (μU/mL)

グルカゴン (glucagon)

基準値▶ 71〜174 (pg/mL)

C-ペプチド

基準値▶血清 0.8〜2.5 (ng/mL) / 尿 22.8〜155.2 (μg/day)

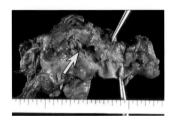

膵管拡張を伴った慢性膵炎

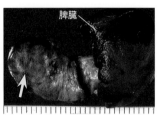

脾臓

インスリン産生膵腫瘍

❺その他の主要なホルモン

ヒト絨毛性ゴナドトロピン (hCG)
基準値 (血清) ▶♂3.0 (mIU/mL) 以下 / ♀非妊婦3.0 (mIU/mL) 以下 /
　　　　　　妊娠6週まで 2700〜87200 (mIU/mL)

エストロゲン〔*エストラジオール (E2)〕
基準値▶♂15〜60 (pg/mL) / ♀卵胞期25〜100 (pg/mL) /
　　　　排卵期150〜450 (pg/mL) / 黄体期70〜220 (pg/mL) /
　　　　閉経期35 (pg/mL) 以下

〔*エストリオール (E3)〕
基準値▶♂5 (pg/mL) 以下 / ♀卵胞期5 (pg/mL) 以下 /
　　　　排卵期5 (pg/mL) 以下 / 黄体期5 (pg/mL) 以下)

プロゲステロン
基準値▶♂0.4 (ng/mL) 以下 /
　　　　♀卵胞期0.1〜1.5 (ng/mL) / 黄体期2.5〜28.0 (ng/mL)

テストステロン
基準値▶♂145〜920 (g/dL) / ♀11〜57 (ng/dL)

バゾプレシン (AVP) (抗利尿ホルモン)
基準値▶0.3〜3.5 (pg/mL)

脳性ナトリウム利尿ペプチド (BNP)
基準値▶18.4 (pg/mL) 以下

心房性ナトリウム利尿ペプチド (ANP)
基準値▶43 (pg/mL) 以下

コルチゾール
基準値▶4.5〜21.1 (μg/dL)

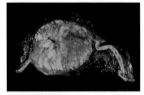

副腎皮質腺腫 →
　　　　血中コルチゾールの増加

輸血検査

輸血とは、各種疾患による貧血、白血球減少、血小板減少の改善や、外傷や手術時における出血を補充する目的で行われる。現在では使用目的に応じて、必要な血液成分を補う成分輸血が広く行われている。また、あらかじめ輸血の必要性が予測される場合は自己血輸血も用いられている。

輸血をする際には、ABO式血液型やRh式血液型の判定や交差適合試験を行い、ABOおよびRh式血液型の一致、交差適合試験による適合が確認される事が必須条件となる〔＊予定される手術（出血量が500～600mL以下および輸血を行う可能性が30％以下の場合）では血液型検査と不規則抗体スクリーニング検査を行い、血液型に異常がなく、Rh陽性であり、不規則抗体陰性であれば術前の交差適合試験を省略できる…タイプ＆スクリーン（T&S）と呼ばれる〕。

また、血液型不適合輸血では重篤な溶血性副作用を起こす可能性がある。

ABO式血液型

血液型	A型	B型	AB型	O型
抗原 （赤血球）	A抗原 Ⓐ	B抗原 Ⓑ	A抗原 Ⓐ　B抗原 Ⓑ	
抗体 （血清）	抗B抗体	抗A抗体		抗A抗体　抗B抗体

輸血検査

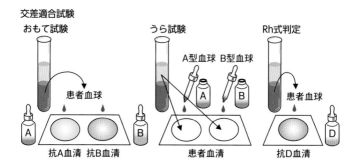

交差適合試験

おもて試験 　　　　　うら試験 　　　　　Rh式判定

A型血球 B型血球

患者血球 　　　　　　　　　　　　　　患者血球

抗A血清 抗B血清 　　　患者血清 　　　　抗D血清

血液型の判定

反応試薬	おもて試験		うら試験	
	抗A血清	抗B血清	A型血球	B型血球
A型	凝集（＋）	凝集（−）	（−）	（＋）
B型	（−）	（＋）	（＋）	（−）
O型	（−）	（−）	（＋）	（＋）
AB型	（＋）	（＋）	（−）	（−）

Rh式判定	
抗D血清（反応試薬）	
Rh（＋）陽性	Rh（−）陽性

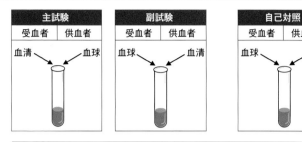

主試験	副試験	輸血の適否
＋	＋	輸血不可
＋	－	輸血不可
－	＋	原則的に不可
－	－	輸血適合

主試験、副試験ともに凝集および溶血がみられなかったものが輸血に使用される

細菌検査

　微生物検査とは、主に尿・喀痰・血液など、感染が疑われるあらゆる部位から採取された検体を用い、感染症の原因となる微生物を見つけ出す検査のことをいう。

　微生物には細菌、真菌（カビ類）やウイルスなどが存在する。微生物検査では、その名の通り「生物」を使用する検査なので、一部の検査を除いて結果の報告までに時間がかかってしまうところが他の検査とは大きく異なるところである。

一般細菌検査

　一般細菌検査とは、どのような種類の細菌が感染しているか、その細菌にはどの抗菌薬が有効かを調べる検査である。結果の報告には検体の採取部位や細菌の種類により異なるが、約2日から1週間以上かかる場合もある。

塗抹検査（顕微鏡検査）「1日目」

　スライドグラスに直接検体を塗りつけて、どのような菌がいるのかを調べる検査である。

　一般細菌検査ではまず「グラム染色」という染色を行い、顕微鏡で観察することにより、感染症の起炎菌を推定する。紫と赤の2色の染色方法により菌を染め分け、紫に染まる菌を「グラム陽性菌」、赤く染まる菌を「グラム陰性菌」と分類する。さらに形態により「球菌」「桿菌」「らせん菌」に分類をし、染色性と形態を組み合わせて、「グラム陽性球菌」や「グラム陰性桿菌」と報告する。

　時間のかかる微生物検査のなかで、検体が提出されたその日のうちに検査結果を報告できる数少ない検査の1つである。グラム染色の検査結果だけでは、口腔内など常在菌が多く存在する部位から採取された検体では常在菌と起炎菌の判別が困難な場合があり、すぐに治療につながらない場合もある。しかし、血液や髄液などの、本来細菌が存在しない部位から採取された検体に細菌を認めた場合、起炎菌として推定され、速やかに抗菌薬治療に移れるため重要な検査になっている。

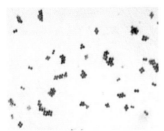
グラム陽性球菌 (黄色ブドウ球菌)

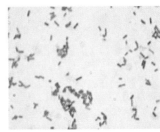
グラム陰性桿菌 (大腸菌)

培養検査　「1〜3日目」

　塗抹検査で起炎菌は推定できるが、菌種の確定やその細菌に対してどのような抗菌薬が有効かを調べるためには「培養検査」が不可欠である。

　18〜48時間かけて細菌を培養し、コロニーと呼ばれる菌のかたまりを観察する。細菌の種類によって発育しやすい条件があり、検体の種類や塗抹検査で推定された細菌によって使用する培地や環境を変えて培養を行う。環境では遊離酸素の条件が重要で、酸素が存在しないと発育できない「偏性好気性菌」、酸素が存在してもいなくても発育可能な「通性嫌気性菌」、酸素が存在すると発育できない(死滅する)「偏性嫌気性菌」、大気中の酸素濃度より低い酸素濃度でよく発育する「微好気性菌」に分類され、一般的に偏性嫌気性菌は他と比べ、発育が遅い傾向にある。

❶形態による分類	①球状菌、②桿状菌、③らせん菌	
❷グラム染色による分類	①グラム陽性菌、②グラム陰性菌	
❸遊離酸素の必要性による分類	①好気性菌	生存や増殖に遊離酸素を必要とする細菌
	②偏性嫌気性菌 (一般的な嫌気性菌)	遊離酸素を必要としない菌 (有酸素では死滅する菌)
	③通性嫌気性菌	有酸素あるいは無酸素状態のいずれでも発育可能な菌
	④微好気性菌	大気中より低酸素状帯でよく発育する菌

細菌検査

同定検査 「2～4日目」

　培養検査により菌の発育を認めた場合、次に菌種を突きとめる「同定検査」を行う。

　まず、コロニーを観察する。コロニーの形態は辺縁が滑らかなものやギザギザのものなど、コロニーの色も黄色・緑色など、多種多様である。それらコロニーより得られた情報、患者の臨床所見や検体採取部位から菌種を推定し、細菌の持つ特性（糖の分解能や色素の産生）を調べるために確認培地などを使用し、最終的に得られた結果から、菌種を確定（同定）する。

　近年では、細菌が持つ特性ではなく、細菌それぞれが持つ固有の蛋白質の分子量を「質量分析」と呼ばれる方法で解析し、菌種の同定を行う方法も採り入れられている。

薬剤感受性試験 「3～7日目」

　起炎菌が同定されたら「薬剤感受性検査」を行う。

　細菌の種類や同じ菌種でも菌株の違いによって抗菌薬に対する感受性（通常用いる濃度で細菌の発育が阻止されるか）が異なる。細菌の発育が阻止されるものを「感性（S）」、細菌の発育が阻止されないものを「耐性（R）」、その間のものを「中間（I）」と呼んでいる。薬剤感受性試験には「ディスク拡散法」と「微量液体希釈法」の2種類の検査方法がある。

ディスク拡散法：目的とする細菌を塗布した寒天培地上に、一定濃度の薬剤を含むディスクを乗せた状態で培養し、ディスク周囲の「阻止円（細菌の発育が認められない部分）」を測定して、阻止円の大きさによって感受性を決定する方法である。

微量液体希釈法：感受性を調べたい薬剤を希釈し、試験管やパネルに希釈した薬剤と目的とする細菌を接種・培養して、細菌の発育を阻止できる最小の濃度「最小発育阻止濃度（Minimum Inhibitory Concentration：MIC）」を測定する方法である。

ディスク法による薬剤感受性試験

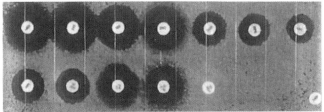

大腸菌に対する薬剤感受性：ディスク周囲の阻止円（菌の発育していない部分）をみる

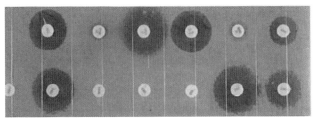

緑膿菌に対する薬剤感受性：ディスク周囲の阻止円（菌の発育していない部分）をみる

抗酸菌検査

抗酸菌検査とは、結核菌を含む抗酸菌と呼ばれるグループについての検査である。

抗酸菌は一般細菌に比べ発育が遅いため、結果を報告するまでより時間がかかる検査となる。日本は、今現在も結核中蔓延国という位置付けをされており、抗酸菌検査は結核の早期発見・治療において重要な検査になっている。

抗酸菌：酸やアルコールで脱色されにくいという性質をもつ細菌の総称である。結核菌以外にもMAC症を惹き起こすMycobacterium avium-intracellularやハンセン病の原因菌のらい菌などが存在する。

塗抹検査（顕微鏡検査）

顕微鏡で検体を直接観察し、抗酸菌の排菌の程度などを調べる。時間がかかる抗酸菌の検査の中で最も短時間で結果が出る検査である。

細菌検査

　抗酸菌を染色する方法には「チールネルゼン染色」と「蛍光染色」の2種類があり、目的に応じて染色方法を変える場合がある。

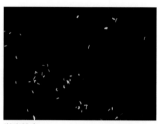

蛍光染色

蛍光染色：暗い視野の中に抗酸菌が光って見える染色法である。低倍率で観察するため見落としが少なく、観察に要する時間も短くて済むが、抗酸菌以外の糸くずや食物残差等も光ってしまうので注意が必要である（感度が高く、スクリーニング向け）。

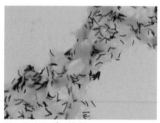

チールネルゼン染色

チールネルゼン染色：抗酸菌を赤く染め、背景や他の細菌を青や緑に染める染色法。抗酸菌を特異的に染めることが可能だが、蛍光染色よりも高倍率で観察するため、時間を要し、見落としの可能性も蛍光染色よりも高い。（特異度が高く、確認検査向け）

培養検査

　培養検査は感度が高く、生きた抗酸菌を検出する唯一の方法だが、抗酸菌は発育が遅く、培養検査が陽性になるまで最低でも1週間程度、長い場合では8週間前後かかることになる。

　喀痰などの検体には抗酸菌以外の多くの一般細菌が含まれており、そのまま培養を行うと発育の遅い抗酸菌は検出困難となる。そのため、抗酸菌以外の一般細菌を死滅させる前処理（NALC-NaOH法）が推奨される。この前処理をした検体を抗酸菌用の「液体培地」と「固形培地」2種類の培地で培養し、発育するかどうかを観察する。

NALC-NaOH法：喀痰の融解のためにNALC（N-acetyl-L-cysteine）と、抗酸菌以外の雑菌の殺菌のためにNaOH（水酸化ナトリウム）を添加する方法である。

液体培地：感度が高く、発育も早い。機器による24時間培養監視が可

能だが、菌量の判定には向かない（MGIT培地など）。

固形培地：液体培地に比べ感度が低く発育速度も遅いが、コロニー数を
数えることにより菌量の判定が可能である（小川培地など）。

薬剤感受性試験

抗酸菌でも薬剤感受性試験が必要となる。

抗酸菌の標準的な治療に使用するINH（イソニアジド）、RFP（リ
ファンピシン）、PZA（ピラジナミド）、EB（エタンブトール）、SM
（ストレプトマイシン）などの薬剤について、それぞれの薬剤を入れた
液体培地で発育するかどうかをみる検査である（微量液体希釈法）。

迅速検査

インフルエンザウイルスなどの病原体を検出する検査である。

専用の検査キットを使用して、ウイルスなどの抗原が検体中に存在す
るかを調べる。イムノクロマト法と呼ばれる原理のため、他の微生物検
査と異なり当日中（5〜30分）で結果の報告が可能である。病原体によ
って採取部位や適応検体が異なるので、採取には注意が必要である。

〈対象となる病原体例〉

インフルエンザウイルス、アデノウイルス、RSV、ノロウイルス、ロ
タウイルス、肺炎球菌、A群溶連菌、など

対象となる病原体例

適応検体　例	対象となる病原体例
鼻・咽頭ぬぐい液	インフルエンザウイルス
	RSウイルス
咽頭ぬぐい液	マイコプラズマ菌
	A群溶連菌
糞便	ロタウイルス
	ノロウイルス
眼脂	アデノウイルス
尿	肺炎球菌
	レジオネラ菌

病理検査

病理検査の目的

　生体より採取した細胞あるいは切除した組織の一部から顕微鏡標本を作製し、細胞検査士や病理医が鏡検し、病変の性状を臨床医へ報告する。臨床医はこの報告をもとに治療方針を決め、患者の処置を行う。病理検査にて扱われる検体は各種臓器や胸水などの液状検体など多岐にわたり、採取方法や染色法によっても目的が異なるため、検体提出にあたっては目的を明確にする必要がある。

細胞診

　細胞診は健常者の多数検体を短い期間で処理ができ、組織検査の検体採取と比べ患者への侵襲が少ないことから、集団検診、とりわけ癌検診の主役として機能している。癌検診では、単に良・悪性の判定のみならず、経過観察や治療指針を指示する態勢も整備されており、全国的に均質な医療を提供する基盤となっている。

〈細胞診でわかること〉

　細胞診は婦人科領域でのブラシによる検体採取、気道の剥離した細胞が含まれる喀痰、尿路から剥がれた細胞が浮遊している尿を用いる剥離細胞診と乳腺や甲状腺などの病変から経皮穿刺を行い、細胞を得る穿刺吸引細胞診に大分される。

　剥離細胞診では病変の有無の判定につづき、病変がある場合にはそれがどのような病気であるのかの推定を行う。穿刺吸引細胞診も細胞診として一括されるためにその判定結果は基本的には補助的な診断とされるが、穿刺吸引細胞診が行われるのは少なくとも病変の存在が何らかの方法で確認された場合に、その病変部に対して行われるものである点が、スクリーニングとしての意義をもつ剥離細胞診とは異なる。すなわち、穿刺吸引細胞診でははじめから病名推定を目指している。一方、穿刺吸引細胞診では確定診断と同等の判定内容を得ることができる。

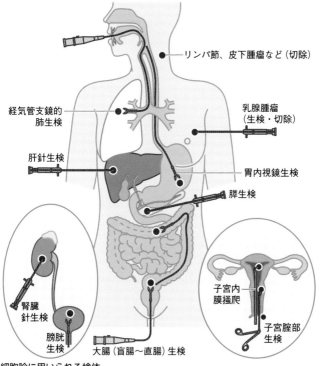

リンパ節、皮下腫瘤など（切除）

経気管支鏡的
肺生検

乳腺腫瘤
（生検・切除）

肝針生検

胃内視鏡生検

膵生検

腎臓
針生検

膀胱
生検

大腸（盲腸〜直腸）生検

子宮内
膜掻爬

子宮腟部
生検

細胞診に用いられる検体

〈細胞診の結果の解釈〉

　細胞診の結果はパパニコロー分類（Class分類）が使用されてきていたが、検査後の対応が不明瞭であったり、標本が検査に不適当な場合、良悪の判定が困難であることが少なくなかった。このような場合、結果が偽陰性や偽陽性になる可能性があり、最近では婦人科領域でのベセスダシステムの導入や、各種癌取扱い規約にて決められた分類も用いられる。

病理検査

細胞診の分類

パパニコロー分類	細胞診所見		規約分類
Class Ⅰ	異型細胞を見ない		正常あるいは良性
Class Ⅱ	異型細胞はあるが悪性細胞を見ない		
Class Ⅲ	悪性を疑う細胞を見るが確信できない	Ⅲa：悪性の疑い薄い	鑑別困難
		Ⅲb：悪性の疑い濃い	悪性疑い
Class Ⅳ	悪性を強く疑う異型細胞		
Class Ⅴ	悪性の診断可能な細胞		悪性

婦人科子宮膣部・頸部におけるベセスダシステム

ベセスダ略語	推定される病変
NILM（Negative for intraepithelial lesion or malignancy）	非腫瘍性所見、炎症、微生物
ASC-US（Atypical squamous cells of undetermined significance）	軽度扁平上皮内病変疑い
ASC-H（Atypical squamous cells cannot exclude HSIL）	高度扁平上皮内病変疑い
LSIL（Low grade squamous intraepithelial lesion）	HPV感染 軽度異形成
HSIL（High grade squamous intraepithelial lesion）	中等度異形成 高度異形成 上皮内癌
SCC（Squamous cell carcinoma）	扁平上皮癌
AGC（Atypical glandular cells）	腺異型または腺癌疑い
AIS（Adenocarcinoma in situ）	上皮内腺癌
Adenocarcinoma（Adenocarcinoma）	腺癌
Other malig（Other malignant neoplasms）	その他の悪性腫瘍

上記の分類を行う前に作製した標本の細胞数などが診断に適しているかを確認し、「適正」又は「不適正」に部類を行う。

組織診

組織診断の目的

　生体より切除した組織の器質的変化を直接観察することにより、病理医が病理学的診断を下し、臨床医は、その診断により患者に対する治療法を決定する上での助けとする。病理学的診断には、個々の臓器ごとに多種多様な疾患が存在し、提出された検体により臨床的意義も病変の早期発見、治療方針の決定など大きく異なる。病理検査と言われるが、実際は病理医が行う診断業務であり、標本の作製を臨床検査技師が担当し、標本の鏡検、診断報告書の作成は病理医が行う。

生検材料：病変部の一部を採取することにより、病変の良悪性などの診断を行い、臨床医が治療法の決定を行えるようにすることを目的としている。採取された検体は小さいものが多く、1個の検体では病変全体を反映しないこともあるので、複数個採取することが多い。採取方法は内視鏡を使用するものや、穿刺針を用いるものなどがある。

手術材料：治療を目的として摘出された臓器を標本にし、病変全体の性状、病変の広がりを診断する。

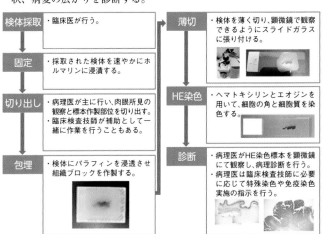

検体採取	・臨床医が行う。
固定	・採取された検体を速やかにホルマリンに浸漬する。
切り出し	・病理医が主に行い、肉眼所見の観察と標本作製部位を切り出す。 ・臨床検査技師が補助として一緒に作業を行うこともある。
包埋	・検体にパラフィンを浸透させ組織ブロックを作製する。
薄切	・検体を薄く切り、顕微鏡で観察できるようにスライドガラスに張り付ける。
HE染色	・ヘマトキシリンとエオジンを用いて、細胞の角と細胞質を染色する。
診断	・病理医がHE染色標本を顕微鏡にて観察し、病理診断を行う。 ・病理医は臨床検査技師に必要に応じて特殊染色や免疫染色実施の指示を行う。

標本作製から診断までの流れ

病理検査

〈特殊染色と免疫染色〉

病理診断を行う際、HE染色のみでは、診断が困難な症例では特定の物質を染色し、診断の一助とすることがある。この特定の物質を染める染色を特殊染色といい、膠原線維や、真菌などの病原体、粘液物質などそれぞれを特異的に染色する方法が存在している。

また、免疫染色は組織内に存在する蛋白を、抗原抗体反応を用いて特異的に染色する方法で、目的とする物質への特異性が高く、診断を行ううえで必要不可欠な染色である。近年では分子標的治療薬のコンパニオン診断にも用いられている。

〈術中迅速診断〉

凍結組織標本を作製し、短時間で組織診断を行うことにより、手術中の切除断端評価や組織型の特定を行うことができ、手術そのものの質の向上にも貢献している。

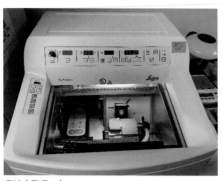

クリオスタット

生の組織を液体窒素などで急速に凍結させ、標本作製にはクリオスタット（上写真）という装置を使用し、−20〜−30℃程度に冷えたクリオスタット庫内で標本の作製を行う。

生理検査

　生理機能検査とは、患者に直接触れて行う検査のことをいう。生理検査は、循環器に関するもの（心電図・血圧測定・他）、神経系に関するもの（脳波・筋電図・他）、呼吸器に関するもの（肺機能・他）、超音波を使用するもの（心エコー・腹部エコー・他）などがある。

12誘導心電図

　心電図とは、心臓が拍動する際の電位変化を増幅して、縦軸に電位、横軸に時間をとり波形として記録する検査法のことをいう。

　12誘導心電図では、四肢と胸部の皮膚表面に電極を装着して記録するため、簡便に行え、痛みのない検査方法である。12誘導心電図による記録では、毎回拍動を誘発する心臓の生体ペースメーカー部（洞房結節）、心臓の神経伝導経路、心拍数や心拍リズムについての情報が得られる。

　12誘導心電図では、心臓の拡大・肥大している部分や、心臓自身に血液を供給する冠動脈の閉塞（心筋梗塞）が診断可能である。通常、12誘導心電図は心疾患が疑われる場合最初に行われる検査の1つである。

　また、簡便に行えるため、健康診断の一部に組み込まれていたりもする。間違われやすいが、心電図検査は心臓が発する電位変化を記録するもので、決して機械から電気刺激をしているわけではない。

脳波

　脳波とは、人の脳で生じる電位の変動について、頭皮上などに設置した電極で記録したものである。振幅の周波数によってα（アルファ）波、β（ベータ）波、γ（ガンマ）波、θ（シータ）波、δ（デルタ）波に分類する。

　脳波を検査することにより、脳を傷つけることなく脳の機能状態（意識障害やてんかんなど）を調べることが可能で、脳死の判定にも用いられる。

脳波の種類

脳波	周波数	特徴
α波	8-13Hz	・精神的な活動をせずリラックスした状態や覚醒・閉眼・安静時に出現する ・開眼、注意、計算などによって抑制または減衰する ・加齢とともに徐波になる傾向がある ・後頭部に生じやすい
β波	14-30Hz	・精神的な活動、注意、集中、緊張、警戒中に出現する ・覚醒後すぐに出現しやすい ・前頭部から中心部に最もよく出現する
γ波	30Hz-	・高次の精神活動時に出現する
θ波	4-7Hz	・瞑想中やまどろんでいる状態で出現する
δ波	0.5-3Hz	・徐波睡眠やノンレム睡眠時に出現する

筋電図 (針筋電図・神経伝導検査)

　筋電図とは、筋肉で発生する活動電位を検出して、縦軸に電位、横軸に時間をとって波形を描出したものである。

　筋電図には主に、筋肉に針電極を穿刺し筋肉を随意収縮させ記録する「針筋電図」と、刺激電極により皮膚表面から神経に刺激を与え、筋肉の収縮を誘発して筋肉の活動電位を記録する「神経伝導検査(誘発筋電図)」がある。

針筋電図

　目的とする筋肉に針電極と呼ばれる電極を穿刺し、患者自身に筋肉を収縮させ、変化する電位を波形として記録する。安静時の波形や、収縮させたときの波形の変化によって神経原性変化なのか筋原性変化なのかや、疾患の種類、重症度の診断に用いられる。

神経伝導検査 (誘発筋電図)

　刺激電極を用いて、末梢神経が筋に至るまでの走行に沿って何か所かで皮膚表面より神経を電気的に刺激し、筋収縮までの開始時間を記録する。目的とする神経には運動神経線維と感覚神経線維がある。

運動神経

　基準電極と記録電極を目的とする神経の支配筋に設置し、近位部と遠位部で運動神経を皮膚表面より刺激し、支配筋の複合筋活動電位（Compound Muscle action Potential：；CMAP）を記録する。それぞれ導出した波形の潜時差で２点間の距離を割り運動神経伝導速度（Motor nerve Conduction Velocity；MCV）を求める。

感覚神経

　手指や足趾の神経には運動神経が含まれていないので、これらの部位を利用すれば感覚神経活動電位（Sensory Nerve Action Potential；SNAP）を記録することができる。皮膚表面より神経を刺激した際には、運動神経と感覚神経は同時に刺激されていることになる。

　しかし、感覚神経活動電位だけが記録できるような手指先端部を利用すれば感覚神経の伝導速度、感覚神経伝導速度（Sensory nerve Conduction Velocity；SCV）を求めることができる。感覚神経活動電位は複合筋活動電位と異なり、神経そのものの電位なので、神経筋接合部や筋収縮時間は含まれない。したがって、刺激部位は運動神経伝導速度と同じでよいが、１点のみの刺激でも検査可能である。

肺機能検査

　肺機能検査とは、肺に空気を出し入れする能力、肺で酸素と二酸化炭素を交換する能力を測定する検査のことをいう。この検査は、肺の病気の具体的な原因を突き止めるというより、呼吸器の病気の有無と重症度を調べるのに適しているが、喘息や肺気腫のような特定の病気を診断するために使用されることもある。

　一般に行われているのは、スパイロメーターという計測機器を用いる検査で、肺活量がわかる肺気量分画と、努力性肺活量を利用したフローボリューム曲線の検査である。

肺気量分画

　主に％肺活量を調べる検査である。

　この検査では安静にしている状態の普通の呼吸（１回換気量）と最大まで吸ってから最大まで吐く深呼吸（肺活量）を測定する。

%肺活量：性別、年齢、身長から予測された予測肺活量に対する、その人の実際の肺活量の割合。予測肺活量の80%以上が基準値。%肺活量の値が基準値より低い場合は、間質性肺炎やサルコイドーシス、肺線維症など、肺がかたくなったり呼吸筋が弱くなったりしている場合が考えられる。

フローボリューム曲線

主に1秒率の測定とフローボリューム曲線の描出を目的とする検査である。

縦軸に気流速、横軸に気量をとり、患者には肺いっぱいに息を吸い込み、最大の速さで一気に最後まで息を吐出させる（努力性肺活量）。これによりフローボリューム曲線を描出する。

この曲線の形を見ることにより、疾患のおおよその鑑別が可能である。

1秒率：努力性肺活量のうち、最初の1秒間に吐出した息の量（1秒量）が努力性肺活量に占める割合。1秒率70%以上が基準値。1秒率が低い場合は、COPD（慢性閉塞性肺疾患）や気管支喘息など、気道が狭くなって息が吐きにくくなっている場合が考えられる。

超音波検査

超音波検査とは、人間の耳には聞こえない超音波（周波数2万Hz以上）をプローブと呼ばれる機械を使用して患者の身体にあて、体内で反射してくる超音波を解析し、断層画像として構築する検査のことである。音の反射を原理として使用しているため、一般的にエコー（Echo）検査とも呼ばれている。

超音波検査の利用は腹腔内臓器（腫瘍や転移）、心臓（壁、弁の評価）、血管（プラークや血流速測定）など多岐に渡る。断層画像を構築する点で後述のX線検査やCT検査とも類似点があるが、放射線を使用しないので被ばくがない、などの利点も多く存在する。

超音波検査の特徴（CT検査と比較）

〈メリット〉

・放射線による被ばくがない（繰り返し検査可能・妊婦、胎児の検査に使用可）

・ベッドサイドで検査可能（装置が小型）
・随時画像構築するため、リアルタイムの観察が可能（動きの観察が可能）
・空間分解能に優れる（1 mm程度の病変も観察可能）
・血液の流速を調べることができる
・費用が安価

〈デメリット〉

・画像の描出は検査者の技術、習熟度に依存する点が多い（客観性に欠ける）
・広範囲の検査には向かない
・肺や骨の病変の観察には向かない

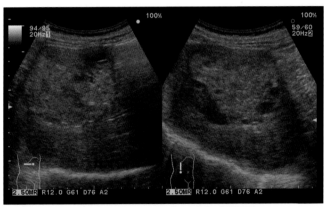

肝細胞癌 プローブの方向を変えてさまざまな角度で観察可能

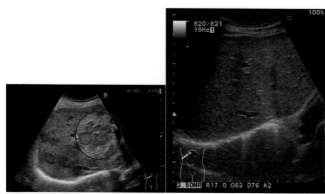

肝転移と正常肝

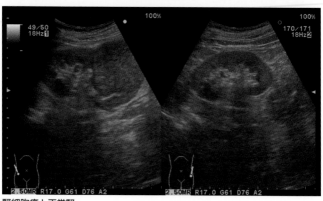

腎細胞癌と正常腎

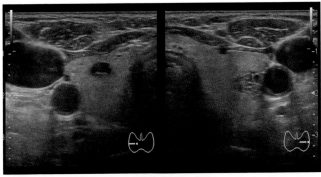

甲状腺　小さな臓器や体表付近の臓器の観察に有効

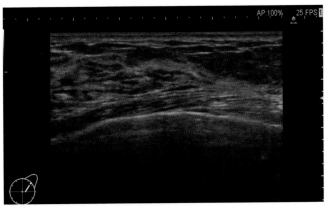

乳腺　小さな臓器や体表付近の臓器の観察に有効

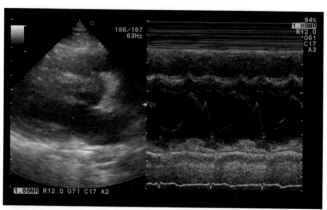

心臓のBモード（左）とMモード（右）　壁運動、弁の動きの評価

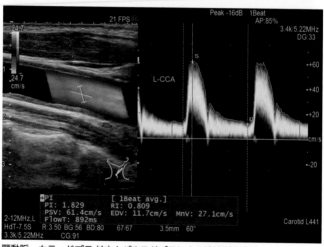

頸動脈　カラードプラ（左）とパルスドプラによる流速測定（右）
カラードプラではプローブに近付くものは赤、遠ざかるものが青く表示される

画像検査 (単純X線検査・CT検査・MRI検査)

　画像検査とは、身体の全体または一部の内部を画像化する検査のことである。そして、画像検査は病気の診断、重症度の判定、術後のモニタリングなどを行う上で重要な検査である。血液検査とは異なり、画像で直接的に描出するため、患者への説明などにも役に立つ。

　画像検査で使用されるものには主に以下のものがある

・超音波(超音波検査)(生理機能検査の項参照)

・放射線(X線検査、CT検査など)

・磁場(MRI検査)

　大半の画像検査は痛みを伴わないが、放射線を使用する検査の場合、放射線被ばくを考慮すると必要以上な回数を検査することは避けるべきである(ただし、胸部X線検査による被ばくでも年間自然被ばく量の1/100程度)。

　各画像検査では、経口投与や静脈内投与で造影剤を使用し、目的とする臓器や脈管を強調する描出方法も用いられる。

　本項では、主にX線検査、CT検査、MRI検査について触れる。

単純X線検査

　X線検査(X線単純撮影)は全身に対して行われ、骨の異常(骨折など)や胸・腹部臓器の異常(肺炎など)など、多岐にわたって利用される。

　外部から人体にX線を照射し、X線発生装置とフィルムの間に人体を置き、透過するX線の吸収の差を濃淡で画像化する。X線検査では空気、脂肪、水、カルシウム(骨)の4段階に濃度が表現できる。X線の吸収が高い骨はX線の透過が少なく白く描出され、次に吸収の高い水がやや白く、透過の良好な脂肪がやや黒く、X線をほとんど吸収しない空気が黒く描出される。

　X線単純撮影は一方向からの撮影になるため、骨や臓器が重なっている部分は病変の有無を判断できない場合がある。そのため、撮影する方向を変えたり、撮影に使用する線量を調整したりして見逃しのないように撮影を行っている。

　放射線を使用する検査のなかでも被ばく量も少なく抑えられているた

め、多くの施設に設置されており、簡便に人体内部の構造や異常を観察することができるので画像診断の基本となっている。

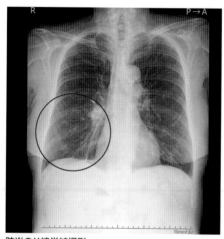

肺下葉が上葉に比べ白く描出される

肺炎のX線単純撮影

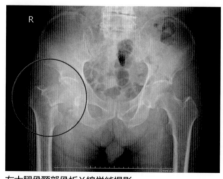

右大腿骨頸部に骨折線が描出されている

右大腿骨頸部骨折X線単純撮影

CT検査 (Computed Tomography；コンピュータ断層撮影法)

　CT検査は、X線発生装置と反対側に設置されたX線検出器が患者の周囲を回転し、体を透過したX線を記録して、検出器によって記録されたデータをコンピュータによって再構成し画像を描出する検査である。

　原理としてはX線単純撮影とほぼ同じだが、使用する線量が異なることや、得られる画像が二次元だけではなく三次元の画像も作成可能であるなどの相違点がある。

〈CT検査のメリット（X線単純撮影と比較）〉
・短時間で広範囲の検査が可能
・任意断面で観察できる
・三次元画像が構築できる
・造影剤（ヨード製剤）を使用することにより血管や各臓器の血液の流れがわかる
・腫瘍や病変の部位が詳細にわかる

〈CT検査のデメリット（X線単純撮影と比較）〉
・被ばく線量が多い
・費用が高額
・大型の装置が必要

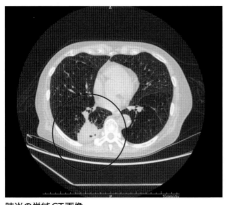

右肺の背側に病変を認める

肺炎の単純CT画像

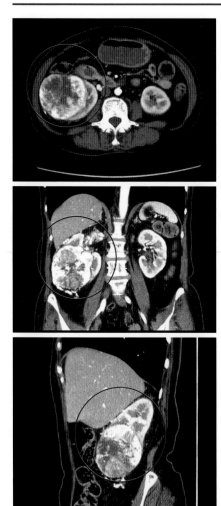

赤丸部分に腫瘍を認める。
任意断面での画像構築が可
能（横断面、冠状面、矢状
面の順）

右腎細胞癌の造影CT画像

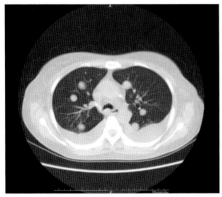

悪性腫瘍の遠隔転移検索
など広範囲の検索に向く

上記腎細胞癌肺転移の単純CT画像

MRI検査 (Magnetic Resonance Imaging；磁気共鳴画像)

　MRI検査は、強力な磁場を発生させる筒状の撮影装置を用いる検査で、X線単純撮影やCT検査とは原理が大きく異なる。

　患者に高周波の磁場を与え、人体内の水素原子 (1H) に共鳴現象を起こさせる際に発生する電波を受信コイルで取得し、得られた信号を画像に構成する。信号の強さは組織毎に異なり、水素原子 (1H) の信号を検査する原理から、水素原子を多く含む脂肪、水分量が多い脳や筋肉、血管などの病変を診断することに優れている検査である。

　得られる画像はCT検査同様に任意断面が得られるなど似ている部分もあるが、原理が大きく異なるため、相違点も多い。また、同じMRIの画像でも得られる信号の違いから、T1強調画像とT2強調画像が描出可能である。

〈MRI検査のメリット (CT検査と比較)〉

・放射線による被ばくがない

・妊娠中でも検査が可能

・T1強調画像とT2強調画像があり、得られる情報が多い

〈MRI検査のデメリット (CT検査と比較)〉

・検査時間が長い

画像検査

- 閉所恐怖症の患者に向かない
- 体内にインプラントやペースメーカーがあると検査できない(チタン・ジルコニア製は検査可)
- 費用が高額
- 装置が高額

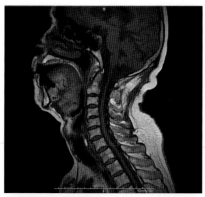

T1強調画像
空気：無信号(黒)
水：低信号(灰)
脂肪：高信号(白)

頸部MRI　T1強調画像

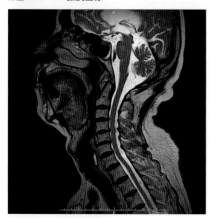

T2強調画像
空気：無信号(黒)
水：高信号(白)
脂肪：低信号～高信号
　　　(灰～白)

頸部MRI　T2強調画像

第2章

疾患別に必要な検査

循環器疾患

血圧、他

上腕動脈血圧測定

　血圧とは、血液が血管壁を押す力のことであり、バイタルサインに関する身体所見として重要である。通常は上腕動脈を用いて測定する。

最高血圧 (収縮期血圧)

　心臓が収縮し血液が大動脈に送り出され、血管に最も高い圧力がかかったときの数値。動脈硬化症では著明に高くなる。

最低血圧 (拡張期血圧)

　血液を送り出した後に心臓が拡張し、肺などから血液を吸い込み、血圧が最も低くなるときの数値。

成人における血圧値の分類

分類	収縮期血圧 (最高血圧)	拡張期血圧 (最低血圧)
正常血圧	＜120	＜80
正常高値血圧	120〜129	＜80
高値血圧	130〜139	80〜89
Ⅰ度高血圧	140〜159	90〜99
Ⅱ度高血圧	160〜179	100〜109
Ⅲ度高血圧	≧180	≧110

単位 (mmHg)

血圧の分類

		原因	疾患	異常値の出る主な検査
収縮期高血圧		心拍出量の増加	甲状腺機能亢進症	FT_3、FT_4↑、TSAb↑、TSH↓、ALP↑、サイログロブリン↑
			大動脈弁閉鎖不全症	心音、心電図（左室肥大）、心エコー
		動脈コンプライアンス低下	動脈硬化	LDL-C↑、HDL-C↓、TG↑、ABI↓、PWV↑、CAVI↑、心電図
拡張期高血圧	本態性高血圧（高血圧の約90%）	不明	（リスク因子として）生活習慣（塩分の過剰摂取、喫煙、肥満、運動不足、ストレス）加齢、遺伝的な要因	腎機能低下があればUN↑、Cr↑、24時間CCR↓、尿蛋白
	二次性高血圧（高血圧の約10%）	体液量増加	腎実質性高血圧	尿蛋白、尿潜血、Cr↑
		レニン−アンジオテンシン系の亢進	腎血管性高血圧	血漿レニン↑、血清K↓、腎エコー
		体液量の増加	内分泌性高血圧	
			原発性アルドステロン症	血清K↓、血漿レニン↓、血中アルドステロン↑
			クッシング症候群	血中コルチゾール↑、血漿ACTH↓、血清K↓、尿中遊離コルチゾール↑
		血管抵抗の増大	褐色細胞腫	血中カテコールアミン↑、尿中VMA
			睡眠時無呼吸症候群	ポリソムノグラフィー（PSG）
			薬剤誘発性高血圧	血清K↓
低血圧	本態性低血圧	不明	体質・自律神経系の関与・遺伝素因	
	二次性低血圧	心拍出量の減少	大動脈弁狭窄症	心音、心電図（左室肥大）、心エコー
			心筋梗塞	心電図、CK↑、CK-MB↑、AST↑、心筋トロポニン↑、H-FABP↑、心エコー
			大量出血	Hb↓
			脱水	血性Na↑、BUN/Cr↑、尿比重>1.020
			低タンパク血症（ネフローゼ症候群）	尿蛋白3.5g/日↑、血性TP<6.0g/dL、血性Alb<3.0g/dL
		循環血漿量の減少（内分泌ホルモンの異常）	甲状腺機能低下症	FT_4↓、FT_3↓、TSH↑、TgAb↑
			アジソン病	血清Na↓、血清K↑、血漿ACTH↑、血清コルチゾール↓
		中枢性自律神経障害	パーキンソン病	脳MRI、MIBG心筋シンチグラム、ドパミントランスポーター（DAT）シンチグラフィ
		自律神経障害	糖尿病	Glu↑、尿糖↑、HbA1c↑

心臓足首血管指数 (CAVI) (cardio ankle vascular index)

　大動脈を含む心臓から足首までの動脈の硬さを反映する指数である。血圧に依存されない血管固有の硬さを表す。仰向けに寝た状態で、両腕・両足首の血圧と脈波、心音を測定する。同じ性別、同年齢の健常者のCAVI平均値と比べることで、血管年齢がわかる。

基準値▶ 9.0 ≦ CAVI　　　　**動脈硬化疑い**

　　　　　8.0 ≦ CAVI ＜ 9.0　　**境界域**

　　　　　CAVI ＜ 8.0　　　　**正常範囲**

　動脈硬化を起こした血管はLDL-C ↑、HDL-C ↓、TG ↑ ABI ↑、PWV ↑ 検査で異常値を示す

足関節／上腕血圧指数 (ABI) (ankle brachial index)

　足首と上腕の血圧比　ABI ＝足関節収縮期血圧／上腕収縮期血圧

　閉塞性動脈硬化症 (ASO) などの末梢動脈疾患 (PAD) の診断や重症度評価の指標に用いられる。

　閉塞性動脈硬化症 (ASO) とは、下肢に生じた粥状動脈硬化による大～中動脈の慢性閉塞性疾患である。糖尿病や高脂血症の患者に多く見られ、骨格筋の虚血により間欠性跛行をきたす。

基準値▶ ABI：0.9 ～ 1.3 (0.4以下は重症)

脈波伝播速度 (PWV) (pulse wave velocity)

　心臓から大動脈に駆出された血液が、動脈の中を運搬されるときに発生する波動が血管壁を伝わる速さをみる。2点間の距離と脈動の時間差から算出される値である。動脈壁の厚さや硬さ、血管径に関与する。速いほど血管は硬く、動脈硬化が進んでいることを示す。

　PWV ＝（血管弾性率×血管壁厚）／（2×血管径×血液密度）

基準値▶ 上腕動脈-足首動脈間PWV：1400cm/s 未満

〈高値となる疾患〉

　動脈硬化、糖尿病、高血圧症、心筋梗塞、末梢血管疾患、脳血管障害、腎機能障害

　加齢や収縮期血圧が高いと高くなる

動脈硬化症とは

　動脈壁の肥厚、弾力性の低下、内腔の狭小化による、動脈硬化 (粥状硬化、中膜硬化、細動脈硬化) に起因する疾患である。

・**粥状硬化症**：粥腫形成を特徴とする。アテローム性動脈硬化症
・**細動脈硬化症**：細小動脈壁の硝子様肥厚、フィブリノイド変性を呈し、高血圧と関連が深い。
・**中膜硬化症**：筋性動脈中膜の石灰化を特徴とする。メンケベルク硬化症。

動脈硬化症の分類

	主な発生部位	病態	原因・危険因子	異常値の出る検査
粥状硬化症	大動脈・冠状動脈が病変の中心	動脈の内膜に起こる変化 粥腫形成を特徴とする 限局性に脂質・酸性ムコ多糖類・血液とそれに由来する物質などが線維性結合組織内に沈着し、時には石灰化沈着が見られる	高脂血症 高血圧 喫煙 糖尿病 低HDL血症 高Lp (a) 血症 早発性虚血性心 疾患の家族歴 高尿酸血症 ストレス 男性	総コレステロール：↑ HDL-C：↑ TG：↑ リポ蛋白 (a)：↑ 胸・腹部X線：大動脈 拡大、蛇行、石灰化 心電図：虚血性変化 ABI：↑または↓ PWV：↑ CAVI：↑ 眼底検査：動脈硬化性 変化
細動脈硬化症	直径約200～300μmより末梢の動脈に生じる (脳・腎・脾・網膜・膵・子宮など)	動脈壁内への血漿および脂肪成分のしみこみと壁成分の退行性変化。細胞や線維の増殖性変化に乏しい 線維化や無構造物質からなる硝子変性、フィブリノイド変性による動脈壊死を代表とする	加齢 高血圧	頭部CT (MRI)：多発性低吸収域 (梗塞巣) 超音波：病変部血管でプラーク、石灰化 MRアンギオグラフィ (MRA)：狭窄部で 血流低下途絶部より
中膜硬化症	上下肢や小骨盤内を中心とした中～小型の筋性動脈	中膜の線維化と石灰化を特徴とする 粥状硬化や血栓を合併しない限り、著明な内腔狭窄をきたすことは少ない 単純X線撮影により石灰化がパイプ状に描出される	加齢	末梢側の途絶影 血管造影：狭窄、途絶像、側副血行路 経皮的酸素分圧 (tcPo₂)：↓

心電図

標準12誘導心電図

　体表面からの記録部位により、標準肢誘導（Ⅰ、Ⅱ、Ⅲ）、単極肢誘導（aV_R、aV_L、aV_F）、胸部誘導（V₁～V₆）の12誘導が行われる。

　Ⅰ：左手と右手の間の電位差

　Ⅱ：左足と右手の間の電位差

　Ⅲ：左足と左手の間の電位差

　aV_R：心臓の電気的誘導を右肩から見る誘導

　aV_L：心臓の電気的誘導を左肩から見る誘導

　aV_F：心臓の電気的誘導を真下から見る誘導

　V_1：第4肋間胸骨右縁 ┐右室壁の
　V_2：第4肋間胸骨左縁 ┘状態を反映

　V_3：V_2とV_4の間を直線で結んだ中点 ┐心室中隔の
　V_4：第5肋間の高さで左鎖骨中線上の点 ┘状態を反映

　V_5：V_4の位置をそのままベッドと垂直に
　　　下ろした線で左前腋窩線上の点 ┐左室壁の
　V_6：V_4の位置をそのままベッドと垂直に ┘状態を反映
　　　下ろした線で左中腋窩線上の点

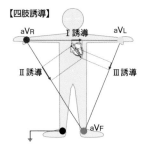

【四肢誘導】

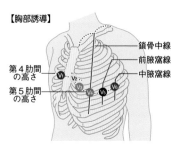

【胸部誘導】

モニター心電図

　胸部誘導を用いて、長時間モニタリングするためのものである。3点誘導と5点誘導があるが、誘導が限られているため、不整脈やST変化などの詳細な診断能力は12誘導心電図に劣るが、持続的に監視し心拍数や不整脈の監視ができる。監視装置はベッドサイドやナースステーションなどの離れた場所にあり、異常を知らせるアラーム機能とアラーム発生時の心電図を記録する機能が備わっており、ホルター心電図と異なるなり即時性において優れている。

ホルター心電図

　日常生活中の心電図を長時間記録し、そのデータを解析する。携帯する記録器と解析器で構成される。通常24時間装着し、解析機を用いて編集することで異常所見の心電図の波形や期外収縮・頻拍の出現などを出力することができる。不整脈の検出や重症度評価、発作的に生じる動悸や胸痛の診断、心筋虚血の検出などに有用である。

運動負荷心電図

　心血管系へ運動による負荷をかけて心電図変化をみるものである。負荷方法はマスター2階段試験、トレッドミル、自転車エルゴメーターによるものがあり、12誘導の変化をとらえる。労作性狭心症などの安静時には検出できない虚血性心疾患の診断や運動負荷時の不整脈の出現、運動能力の判定などに用いられる。

〈心臓の刺激伝導系〉

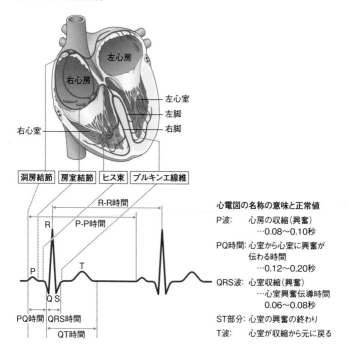

心電図の名称の意味と正常値

P波: 心房の収縮（興奮）
　　　…0.08〜0.10秒

PQ時間: 心室から心室に興奮が
　　　伝わる時間
　　　…0.12〜0.20秒

QRS波: 心室収縮（興奮）
　　　…心室興奮伝導時間
　　　0.06〜0.08秒

ST部分: 心室の興奮の終わり

T波: 心室が収縮から元に戻る

〈心電図の波形からわかること〉

P波の異常

幅の広い分裂（2峰性）…僧帽弁疾患などの左房負荷

尖鋭増高化…肺高血圧症、肺気腫、心房中隔欠損などの右房負荷

P波の消失…心房細動、心房粗動（代わりにF波が見られる）

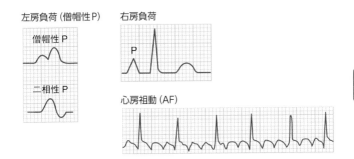

左房負荷（僧帽性P）　右房負荷

僧帽性P

二相性P

P

心房細動（AF）

QRSの異常

高さの増大…右室肥大・左室肥大

QRS幅が0.12秒以上…完全脚ブロック、心室性期外収縮、WPW症候群

QRS幅が0.10秒以上〜0.12秒未満…不完全右脚ブロック、右室肥大、左室肥大

異常なQ波…急性心筋梗塞、心筋症、心筋炎

心室性期外収縮（VPC）

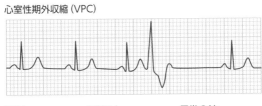

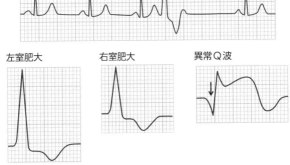

左室肥大　　　　右室肥大　　　　異常Q波

循環器疾患

STの異常

水平型（平型）および右下がり型の低下…心筋の虚血

盆状の低下…ジギタリス投与時

右下がり型の低下…心室肥大

　　　　　上昇…急性心筋梗塞、異型狭心症、心膜炎

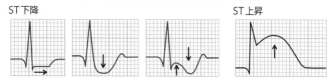

ST下降　　　　　　　　　　　　　　　　　　　　　　　　　　ST上昇

T波の異常

陰性T波…心筋の虚血・傷害（STの変化を伴うことも多い）

T波の増高…高カリウム血症、自律神経異常

T波の平坦化…左室肥大、低カリウム血症、甲状腺機能低下症、糖尿病
　　　　　　など

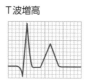

T波増高

PQ間隔の異常

PQ短縮（0.12秒未満）…早期興奮症候群（WPW症候群など）

0.20秒以上…第一度房室ブロック

PQ間隔が徐々に延長し後に続くQRSが欠ける
　　　　　…モビッツⅠ型（ウェンケバッハ型）第Ⅱ度房室ブロック

PQ間隔は一定、突然後続のQRSが欠ける
　　　　　…モビッツⅡ型第Ⅱ度房室ブロック

P－P間隔とR－R間隔のそれぞれは一定だが、P波とQRS群が
　　　　　互いに無関係に出現する…完全房室ブロック

房室ブロックⅡ度（ウェンケバッハ型）

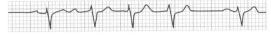

房室ブロックⅡ度（モービッツⅡ型）

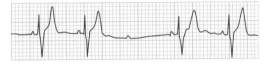

QT間隔の異常

QT間隔の延長…低カルシウム血症、低カリウム血症、QT延長症候群

QT間隔の短縮…ジギタリス投与時、高カルシウム血症

循環器疾患

	特徴《誘導部位》	原因	疾患
右房負荷	・とがったP波(肺性P)、幅は正常 《Ⅱ、Ⅲ、aV_F》 ・とがったP波(右房性P)、幅は正常 《V_1、V_2》	右房負荷の際、右房内圧が上昇したり右房内血液量が増加したりした場合、右房の拡大と肥大が起こる	心房中隔欠損、三尖弁狭窄・閉鎖不全、慢性肺疾患、肺高血圧症
左房負荷	・二峰性P波(僧帽性P波)、幅が広い(0.1秒以上) 《Ⅰ、Ⅱ》 ・陽性相の後に幅広く深い陰性相を示す二相性P波(左房性P波) 《V_1》	左房負荷の際、左房内圧が上昇したり、左房内血液量が増加したりした場合、左房の肥大や拡大が起こる	僧帽弁疾患、大動脈弁閉鎖不全、左心不全、虚血性心疾患
右室肥大	・R波の増高 ・ストレイン型のST-T下降 《V_1、V_2》 ・S波が深くなる 《Ⅰ、aV_L、V_5、V_6》	収縮期に右室の圧負荷がかかり心室壁が厚くなる	肺動脈狭窄症、ファロー四徴症、僧帽弁狭窄症、肺性心
左室肥大	・QRS波が高く幅が広くなる 《V_5、V_6》 ・R波の増高 ・ストレイン型のST-T下降 《Ⅰ、aV_L、V_5、V_6》	収縮期に左室の圧負荷がかかり心室壁が厚くなる	大動脈弁狭窄、高血圧、肥大型心筋症
右脚ブロック	・QRS幅が広くなる ・二相性のQRS波…rsR'(Mパターンを示す) 《V_1》 ・二次性ST-T変化(陰性T波) 《V_1、V_2、V_3》 ・幅広いS波《Ⅰ、aV_L、V_5、V_6》	右脚がブロックされ、右室の興奮が左室からの刺激によりおこるため、右室の興奮が左室より遅れておこる	心室中隔欠損症、虚血性心疾患、心筋炎、肺性心
左脚ブロック	・QRS幅が広くなる ・Q波がなくなる 《V_5、V_6》 ・幅広いQRS波(Mパターン) ・二次性ST-T変化(陰性T波) 《Ⅰ、aV_L、V_6》 ・幅広い深いS波《V_1、V_2、V_3》	左脚がブロックされ、左室の興奮が右室からの刺激によりおこるため、右室の興奮が左室より遅れておこる	高血圧、虚血性心疾患
WPW症候群* Δ(デルタ)波	・PQ時間の短縮 ・QRS波の立ち上がりがなだらかになる(デルタ(Δ)波) ・QRSの幅が広くなる 《ケント束の部位により出現する誘導が異なる》	ケント束の伝導経路が房室結節よりも速いため、心房からの興奮は副伝導路を介し速く心室に伝わる	

*房室結節以外に心房と心室を連絡する副伝導経路が存在する疾患群のうち、心房と心室筋を直接連絡するケント束を有するものをWPW症候群という

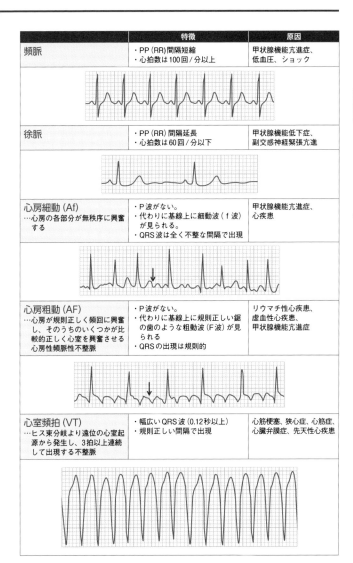

	特徴	原因
頻脈	・PP (RR) 間隔短縮 ・心拍数は 100 回 / 分以上	甲状腺機能亢進症、低血圧、ショック
徐脈	・PP (RR) 間隔延長 ・心拍数は 60 回 / 分以下	甲状腺機能低下症、副交感神経緊張亢進
心房細動 (Af) …心房の各部分が無秩序に興奮する	・P 波がない。 ・代わりに基線上に細動波 (f 波) が見られる。 ・QRS 波は全く不整な間隔で出現	甲状腺機能亢進症、心疾患
心房粗動 (AF) …心房が規則正しく頻回に興奮し、そのうちのいくつかが比較的正しく心室を興奮させる心房性頻脈性不整脈	・P 波がない。 ・代わりに基線上に規則正しい鋸の歯のような粗動波 (F 波) が見られる ・QRS の出現は規則的	リウマチ性心疾患、虚血性心疾患、甲状腺機能亢進症
心室頻拍 (VT) …ヒス束分岐より遠位の心室起源から発生し、3拍以上連続して出現する不整脈	・幅広い QRS 波 (0.12秒以上) ・規則正しい間隔で出現	心筋梗塞、狭心症、心筋症、心臓弁膜症、先天性心疾患

循環器疾患

	特徴	原因
心室細動 (Vf) …QRS波とT波が識別されずに不規則な異様な心室波を示し、大きさや形も変動する不整脈	・P波、QRS波、T波の消失	急性心筋梗塞、心筋症、弁膜症、電解質異常、完全房室ブロック、
I度房室ブロック …心房から心室への興奮伝導時間が延長したもの	・PQ時間が0.20秒以上と延長 ・PQ間隔は一定	迷走神経緊張状態、急性後壁心筋梗塞(一過性)、リウマチ性心筋炎など
II度房室ブロック **(ウェンケバッハ型)** …房室伝導時間 (PQ間隔) が徐々に延長し、ついには房室間で伝導の途絶が生じる	・PQ間隔が徐々に延長し、ついには房室伝導が途絶しQRS波を伴っていない ・その後、同様の周期を繰り返す	迷走神経緊張、スポーツ選手
II度房室ブロック **(モービッツII型)** …房室伝導時のPQ間隔は常に一定で、突然、房室伝導が途絶する	・P波のあとのQRS波が突然脱落する ・PP間隔、PQ間隔は常に一定	冠状動脈疾患、リウマチ熱、心筋梗塞(前壁)など
III度房室ブロック …心房から心室への興奮伝導が全くなく、心室収縮は下位中枢によりおこっているもの	・PP間隔、RR間隔は一定 ・P波とQRS波は無関係に存在する ・PR間隔は不定	冠状動脈疾患、リウマチ熱、心炎など

血中心筋 (障害) マーカー測定

　心筋細胞にはさまざまな成分が局在しており、心筋細胞の障害の時には、それらが血中に逸脱してくるため診断に有用であるため、心筋マーカーと呼ばれている。虚血性心筋障害が起こると、まず細胞膜傷害により細胞質可溶性成分が血中に逸脱する。障害が軽度で、早期に血流が回復すると、これらの心筋マーカーの上昇は軽度であるが、障害が更に進むと筋原繊維が破壊される。

心臓型脂肪酸結合蛋白 (H − FABP)

　細胞質分画に存在する低分子可溶性蛋白である。心筋細胞のエネルギー源である脂肪酸を心筋細胞内に取り込み、細胞内の脂肪酸代謝に関わる。心筋障害時には速やかに血中へ逸脱する。

基準値▶陰性 (簡易測定キット)　6.2ng/mL 以下

〈高値となる疾患〉

　急性心筋梗塞、心不全、高血圧、心膜炎、慢性腎不全、手術後、骨格筋の障害

*骨格筋にも存在するため骨格筋の障害や外傷などでも増加。腎臓で排泄されるため、腎機能低下で血中濃度が増加する。

ミオグロビン (Mb)

　ヘム蛋白の一種で、主に心筋や骨格筋に存在し、血中の酸素を筋肉組織内に運搬する。筋細胞の破壊により逸脱するが、細胞膜の通過性亢進によっても血中に流入する。血中濃度が300〜2000ng/mLを越えるとミオグロビンが尿中に排泄される。

基準値▶血清：60ng/mL 以下
**　　　　尿：10ng/mL 以下**

〈高値となる疾患〉

　心筋梗塞、心筋炎、心臓手術後、筋ジストロフィー症、皮膚筋炎、多発性筋炎、横紋筋融解症、甲状腺機能低下症、腎不全、悪性高熱、低カリウム血症

悪性高熱とは

全身麻酔の重篤な副作用。高熱、頻脈、不整脈、代謝性アシドーシス、筋拘縮などを起こす。

血液ガスで$Paco_2$増加、Pao_2低下、高乳酸血症、筋崩壊に伴う高カリウム血症、AST、ALT、LD上昇、ミオグロビン尿などがみられる。

心筋トロポニン (TropI、TropT)

トロポニンはトロポニンI、トロポニンT、トロポニンCの複合体として横紋筋フィラメント上に存在し、筋収縮の調整に関与している蛋白である。心筋と骨格筋では異性体が異なり、心筋特異性が高い。

基準値▶トロポニンI：0.5 ng/mL 未満

**　　　　トロポニンT：0.1 ng/mL 未満**

〈高値となる疾患〉

急性心筋梗塞、不安定狭心症、心筋炎、高度の腎不全、高度の骨格筋障害

知っておこう！

心筋炎とは

種々の原因（ウイルスや細菌の感染、自己免疫疾患など）によって生じた心筋の炎症性病変

〈異常値の出る検査〉

心電図：ST上昇、陰性T波、不整脈

心エコー：心房・心室の拡大、心室壁運動低下、心嚢液の貯留

胸部X線：心拡大、肺うっ血

血液検査：AST・LD・CK・CRP・WBC上昇、赤沈亢進

心筋生検：心筋への炎症細胞の浸潤、好酸球や巨核巨細胞の出現

クレアチンキナーゼ (CK)

骨格筋や脳、心筋に多く含まれており、筋肉の収縮、弛緩に必要なエネルギーの補給の役割を果たす。サブユニットB（脳）とM（筋肉）からなる3つのサブユニットがある。

基準値▶男性：59〜248 U/L
**　　　　女性：41〜153 U/L**

〈高値となる疾患〉

急性心筋梗塞、心筋炎、筋ジストロフィー、悪性高熱症、末梢循環不全、多発性筋炎、外傷、熱傷、動脈梗塞による筋障害、甲状腺機能低下症、運動後

クレアチンキナーゼMB (CK−MB)

クレアチンキナーゼ（CK）のアイソザイムの1つ。主として心筋障害によって血中に逸脱するものを測定し、心筋障害の指標とする目的で測定する。

基準値▶5.0 ng/mL以下

〈高値となる疾患〉

急性心筋梗塞、心筋炎、多発性筋炎、皮膚筋炎、筋ジストロフィー

知っておこう！

筋ジストロフィー

筋線維の変性・壊死を主病変として、進行性の筋力低下を伴う遺伝性疾患。遺伝形式によりいくつかに分類されている。血清CK値、筋電図、筋生検組織検査が診断に有用である。

心筋ミオシン軽鎖

筋原線維を構成する収縮蛋白の一部。血中の測定値の上昇は心筋や骨格筋の障害、壊死を反映する。

基準値▶2.5 ng/mL以下

〈高値となる疾患〉

心筋梗塞、心筋炎、筋ジストロフィー、皮膚筋炎・多発性筋炎、腎不全（尿中の排泄が遅れるため）

多発性筋炎・皮膚筋炎

　骨格筋を障害する原因不明の全身性自己免疫疾患。

〈異常値の出る検査〉

血液検査：CK・LD・AST・アルドラーゼ・CRP上昇，赤沈亢進

自己抗体：抗核抗体陽性、抗Jo-1抗体などの自己抗体陽性

筋電図：低時間、低振幅、多相性の筋原性変化

筋生検：炎症細胞浸潤、筋線維の変性ないし壊死像・再生像

アスパラギン酸アミノトランスフェラーゼ（AST）

　主として肝細胞・筋細胞・赤血球内に存在する酵素である。これらの細胞の壊死、破壊によって血中に逸脱する。ASTは肝や筋障害で増加するが、アラニンアミノトランスフェラーゼ（ALT）は肝細胞からの逸脱酵素であるため、同時に測定することで、障害部位をある程度特定することができる。

AST

基準値▶ 13〜30 U/L

〈高値となる疾患〉

　ウイルス性肝炎、劇症肝炎、アルコール性肝障害、心筋梗塞、筋肉疾患、溶血性疾患など

ALT

基準値▶男性：10〜42 U/L

　　　　　女性：7〜23 U/L

〈高値となる疾患〉

　ウイルス性肝炎、劇症肝炎、脂肪肝、アルコール性肝障害

　　※心筋障害では増加しない

AST＞ALT、CK↑…心筋梗塞や筋疾患

AST＞ALT、LD↑…溶血性疾患

AST＞ALT…肝硬変、肝細胞癌、アルコール性肝障害

AST＜ALT…急性肝炎、慢性肝炎、脂肪肝

乳酸脱水素酵素 (LD)

　体内のすべての細胞内に存在するが、心・肝・骨格筋・腎・癌組織に多く含まれる。LDの活性値上昇は細胞の損傷により起こるが、ASTとの比較により診断に有用になる。また、LDには5種類のアイソザイムがあり組織ごとに含まれるアイソザイムが異なるので、ある程度障害を受けている臓器を特定することができる。

基準値▶ 124～222 U/L

〈高値となる疾患〉

　心筋梗塞、急性肝炎、急性骨髄性白血病、悪性リンパ腫、皮膚筋炎、ネフローゼ症候群　など

アイソザイムと臓器特異性

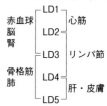

上昇するアイソザイム	原因となる疾患	LD/AST比
LD1、LD2優位	心筋梗塞　（LD1＞LD2）	5～20
	悪性貧血、溶血性貧血	30以上
	胚細胞性腫瘍	50以上
LD2、LD3優位	筋ジストロフィー、多発性筋炎、ウイルス感染症など	5～20
	白血病、悪性腫瘍、伝染性単核症	20以上
LD3、LD4、LD5優位	急性の筋障害	5以上
	悪性腫瘍	20以上
LD5優位	急性肝炎	5以下
	肝細胞癌、急性骨格筋崩壊	5～20

B型ナトリウム利尿ペプチド、N末端プロBNP (BNP、NT－proBNP)

　BNPは前駆体ホルモンであるproBNPより主に心室で生合成される心臓ホルモンである。心筋細胞に対するストレスによりproBNPの生合成が亢進し、生理活性のないNT－proBNPと生理活性を有するBNPに分解され、循環血液中に放出される。心不全患者では重症度に応じ、著明に変動するため、心不全の病態把握に有用である。

基準値 ▶ BNP：18.4 pg/mL 以下
NT-proBNP：125 pg/mL 未満
〈高値となる疾患〉
心不全、急性心筋梗塞、（発症直後から急激に上昇）、不安定狭心症、心筋症、高血圧症、慢性腎不全　など

心臓超音波（心エコー）

超音波を利用し、心臓・心臓弁・大血管の画像を描出する。心臓壁の厚さや収縮力、血流などを評価する。心臓弁膜症、心不全、心筋症、先天性心疾患、血栓の有無などの診断に有用である。

経胸壁心エコー

最も一般的な心エコーである。心臓の構造と機能を正確に把握することができる。

経食道心エコー

内視鏡の先端に装着された超音波プローブにより、胃や食道を介して心臓を描出する。肥満や慢性閉塞性肺疾患のある患者など、胸壁からの検査が困難な場合に用いられる。また、心内膜炎の疣贅や卵円孔開存などの小さな構造的異常がないかなどを調べるのにも用いられる。

心臓カテーテル検査

カテーテルと呼ばれる細長い管を、末梢の動脈または静脈から心腔、肺動脈、冠動脈まで挿入し、冠動脈や心臓の形態や機能を明らかにすることで診断や治療法の選択に役立つ。

左心カテーテル法

上腕動脈や大腿動脈から大動脈を介して逆行性に左心室へカテーテルを挿入する方法である。大動脈圧や大動脈弁の機能、左室圧や左室機能などの評価にも用いられる。左心カテーテル法による冠動脈造影は、冠動脈の動脈硬化や先天性疾患など冠動脈の解剖学的変化を評価するために用いられている。

右心カテーテル法

　肘静脈や大伏在静脈、内頸静脈などの末梢静脈より上下大静脈を介して、右房、右室、肺動脈へとカテーテルを挿入する方法である。右房圧、右室圧、肺動脈圧などを評価でき、右心カテーテル法による肺血管造影は肺塞栓症の診断に用いることができる。

 循環器疾患 ▶ **看護のポイント**

血圧

　安静時にリラックスした状態で測定する。毎日自己測定する場合は、決まった時間に決まった体位、決まった測定方法で測定する。

心電図

十二誘導心電図

- 安静時にリラックスした状態で検査できるように配慮する。
- 仰臥位で四肢の緊張をとり気分を楽にしてもらう。
- 寒さを避け室温管理に留意する。
- 羞恥心に配慮する。
- 腕時計や腕輪など金属のものは交流障害の原因となるので注意する。
- 電極装着時は、ペーストを使用し皮膚と電極の接地面をできるだけ少なくするために汗を拭き取る。
- 実施後は、ペーストをきれいに拭き取る。
- 電極の吸着により皮膚面に点状出血をきたすことがあるが自然に吸収されることを説明する。
- 急性心筋梗塞など一定時間後に再検査する可能性がある場合は、同一部位に電極を装着できるように印をつけておく。

モニター心電図

- モニター心電図の必要性について説明する。
- 無線送信機を身体の上にのせないようにする。また、リードが顔や首のまわりに触れないようにする。無線送信機やリードで褥瘡とならな

いように配慮する。

● 電極を長時間同一部位に貼付すると皮膚の発赤、掻痒感、水疱形成の原因となるため、毎日取り換え皮膚の保護に努める。

● モニター心電図は、P波が見やすいⅡ誘導を選択する。

● 不整脈出現時は、ただちに患者のもとに行き一般状態を観察し異常時は適切な対応をする。

● 心電図表示が不良な場合は、ただちに患者のもとに行き原因を取り除く。

血中心筋（障害）マーカー測定

心臓超音波

● 安静時にリラックスした状態で検査できるように配慮する。

● 寒さを避け室温管理に留意する。

● 羞恥心に配慮する。

● 検査は15〜30分程度で終了することを伝える。

● 検査中、仰臥位や左側臥位など体位変換の指示があることを伝え協力を得る。

● 検査中、検査部位により圧痛が出現したり、必要に応じて浅い呼吸や深い呼吸、一時的に呼吸を止めることなど指示があることを伝え協力を得る。

● 検査終了後、エコーゼリーを十分拭き取り皮膚の清潔に努める。

● 検査終了後、衣服や体位を整えねぎらいの言葉をかける。

心臓カテーテル検査

検査前

● 観察：バイタルサイン、胸部症状、心不全徴候、感染徴候、検査所見、動脈触知、検査に対する不安の有無を確認する。

● ケア：感染予防、検査オリエンテーション、不安の緩和、指示に沿った確実な服薬投与を行う。

  ＊心身ともに安定した状態で検査に臨めるようにすることが重要である。

検査中

- 観察：循環動態、心不全徴候、不整脈の有無、アレルギー症状、呼吸状態、体位による苦痛の有無、精神状態を観察する。
- ケア：室温の調節、急変時の速やかな対応、医療機材の準備・点検、救急薬品の準備、輸液管理、危険防止、不安・恐怖心の軽減、身体的苦痛の軽減に努める。

  ＊異常の早期発見と迅速な対応、心身の苦痛の緩和が重要である。

検査後

- 観察：バイタルサイン、心電図の変化の有無、水分出納、アレルギー症状、胸部症状、動脈触知、温度差、皮膚色、穿刺部出血、血腫、安静時の苦痛を確認する。
- ケア：輸液管理、身体的苦痛の緩和、急変時の速やかな対応に努める。

  ＊合併症の早期発見と予防、安静に伴う苦痛に対する援助が重要である。

呼吸器疾患

　呼吸器疾患の診断には、まずは病歴や症状、身体所見から必要な検査を選択し、疾患の部位と病因を推定してどのような機能が冒されているかを調べる。

呼吸機能検査

　さまざまな原因で、息が吐きにくい（閉塞性障害）、肺が膨らみにくい（拘束性障害）などの呼吸器疾患の有無と重症度を調べる検査で、肺の容量（肺気量、肺活量など）や換気機能を**スパイロメータ**で測定する。%肺活量と1秒率を組み合わせることで閉塞性肺疾患や拘束性肺疾患の有無がわかる。フローボリューム曲線では、気道閉塞の部位や障害の程度がわかる。

スパイロメータ

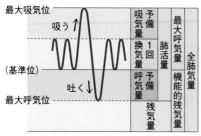

$$\text{\%肺活量} = \frac{\text{実測肺活量}}{\text{予測肺活量}} \times 100$$

※残気量、機能的残気量、全肺気量はスパイロメータでは測定不能
※残気量の測定にはヘリウム希釈法、体プレチスモグラフィなどがある
スパイロメータによる肺気量分画（スパイログラム）

肺活量（VC：単位cc）
　大きく最大まで吸い込んだ空気をゆっくりすべて吐き出した量
（努力性肺活量）

　　VC ＝ 1回換気量 ＋ 予備吸気量 ＋ 予備呼気量　　　または
　　　　　　　　　　　　全肺気量 － 残気量

　基準値▶成人男性　3500cc　　年齢、身長によって異なる
　　　　　　成人女性　2500cc

%肺活量（%VC：単位%）

年齢や性別、身長から計算で求めた予測肺活量で実測肺活量を割ったもの

〈予測肺活量〉男性 $(27.63 - 0.112 × 年齢) × 身長 (cm)$

女性 $(21.78 - 0.101 × 年齢) × 身長 (cm)$〔Baldwinの式〕

%VC ＝ 実測肺活量 ÷ 予測肺活量 × 100

基準値▶ 80%以上

努力性肺活量（FVC：単位cc）

最大まで吸い込んだ空気を短時間で勢いよく可能な限り吐き出した量。肺活量（VC）とほぼ等しいが、閉塞性肺障害がある場合には、FVCはVCより少なくなる。

1秒率（FEV1.0%：単位%）

努力性肺活量のうち、最初の1秒間で吐き出された量（1秒量）の割合

FEV1.0% ＝ 1秒量 ÷ 努力性肺活量 × 100

基準値▶ 70%以上

%肺活量80%未満→拘束性肺障害

1秒率70%未満→閉塞性肺障害

%肺活量80%未満 かつ 1秒率70%未満→混合型肺障害

機能的残気量（FRC）

平常呼気位のことで、静かな呼吸の呼気終末の肺気量に等しい

FRC ＝ 予備呼気量（ERV）＋ 残気量（RV）

※通常、機能的残気量を測定し、予備呼気量を引いて残気量を算出する

基準値▶ 全肺気量の50%

残気量増加→閉塞性障害、加齢

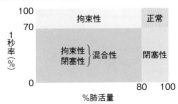

換気障害の分類

呼吸器疾患

呼吸機能検査

	呼吸機能	原因	代表的な疾患	
閉塞性 肺疾患	1秒率 (FEV1%) 70%>	気道閉塞	慢性閉塞性肺疾患 (COPD)	慢性気管支炎 (閉塞性 気管支炎)
				肺気腫
			気管支喘息	アレルギー
			気管支炎	びまん性汎細気管支炎
				閉塞性細気管支炎
拘束性 肺疾患	%肺活量 (%VC) 80%>	肺活量の 減少	間質性肺炎	
			急性呼吸窮迫症候群 (ARDS)	敗血症、大量輸血、胸 部外傷、肺水腫
			サルコイドーシス	
			肺切除	
			塵肺症	珪肺、石綿肺

フローボリューム曲線

息を吐き出すスピードと量を測定したグラフで、努力性肺活量曲線の縦軸を呼出速度、横軸を換気量として描いたもの。閉塞が重症なほど下に凸なカーブを描く。

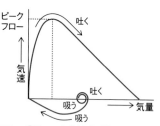

フローボリューム曲線 (正常)

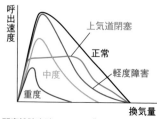

閉塞性障害時のフローボリューム曲線例

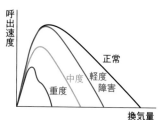

拘束性障害時のフローボリューム曲線例

睡眠ポリソムノグラフィ検査 (PSG)

　睡眠時無呼吸症候群 (SAS) やナルコレプシーなどの睡眠障害の診断に用いられる検査の一つで、呼吸状態のほか血中酸素量や脳波、心電図、筋電図、眼球運動などを測定し、総合的に評価する。睡眠中の無呼吸や低呼吸回数が、**1時間当たり5回以上ある場合**を**睡眠時無呼吸**とし、**症状や合併症**がある場合は、**SAS**と診断される。

※ナルコレプシーでは睡眠開始時の脳波にレム睡眠期が高頻度でみられる。

睡眠時無呼吸症候群 (SAS)

	原因
閉塞性	肥満、扁桃肥大、小顎
中枢性	心不全、脳疾患

胸部X線検査、胸部CT、MRI検査 (画像検査)

　一般に、X線検査で疾患の部位や、肺門・縦隔リンパ節腫大の有無などを確認し、疾病を絞り込む。腫瘍や胸部の疾患が疑われた場合は、CT・MRIで異常部位を特定する。

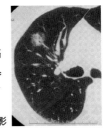

肺癌CT すりガラス状 (＋結節) 影

胸部X線検査、胸部CT、MRI検査

	代表的な肺野異常影	主な疾患
すりガラス影	淡いすりガラス状の陰影	感染性肺炎、間質性肺炎、過敏性肺炎、サルコイドーシス、肺腺癌
浸潤影	境界不明瞭な陰影	肺結核、肺炎球菌肺炎、マイコプラズマ肺炎、好酸球性肺炎、肺クリプトコッカス症
結節影	直径3cm以下の類円形陰影	原発性・転移性肺癌、肺結核、肺真菌症、非結核性抗酸菌症、過誤腫
	（多発性）	転移性悪性腫瘍、肺真菌症、非結核性抗酸菌症
腫瘤影	直径3cmを超える類円形陰影	肺膿瘍、肺腫瘍
粒状影	直径数mm以下の顆粒状陰影	粟粒結核、肺真菌症、びまん性汎細気管支炎

血液検査（血液・生化学・免疫血清検査）

炎症反応やアレルギー、腫瘍マーカーを調べ、肺炎や肺癌などの診断につなげる。

CRP、白血球数測定、ACE、腫瘍マーカー、アレルギー反応（ツベルクリン反応、マイコプラズマ抗体価）、寒冷凝集素価　など

代表的な血液検査等一覧

項目			基準値	呼吸器関連疾患
生化学検査	CRP（C反応性蛋白）		$0 \sim 0.14$ mg/dL	炎症↑↑
血液検査	WBC（白血球数）		$3.3 \sim 8.6 \times 10^3$/μL	
免疫血清検査	ACE（アンジオテンシンⅠ変換酵素）		$8.3 \sim 21.4$IU/L	サルコイドーシス↑、肺気腫↓肺癌↓肺炎↓
	寒冷凝集素価		256倍未満	マイコプラズマ肺炎↑
	腫瘍マーカー	SLX CEA	38.0U/mL以下 5.0ng/mL以下	腺癌　（45%で陽性） （58%）
		SCC	1.5ng/mL以下	扁平上皮癌（60%）
		ProGRP	46.0pg/mL未満	小細胞癌（63%）
		CYFRA	3.5ng/mL以下	扁平上皮癌（80%）、腺癌（50%）
	ツベルクリン反応		陰性（発赤長径9mm以下）	結核感染（BCG接種後）強陽性

赤字：JCCLS共用基準範囲

血液ガス

呼吸状態により、血中の酸素分圧（PO₂）、二酸化炭素分圧（PCO₂）、pH、重炭酸イオン（HCO₃⁻）が変動し、呼吸性アシドーシスや呼吸性アルカローシスを起こすことがある。通常は動脈血で測定する。

基準値▶動脈血酸素分圧（PaO₂）：$80 \sim 100$（Torr（mmHg））
　　　　動脈血二酸化炭素分圧（PaCO₂）：$35 \sim 45$（Torr（mmHg））
　　　　pH：$7.35 \sim 7.45$
　　　　HCO₃⁻：$23 \sim 28$（mEq/L（mmol/L））

	pH	PaCO₃	HCO₃⁻	肺胞換気	代表的な疾患
呼吸性アシドーシス	↓	↑	↑	低下	慢性閉塞性肺疾患（COPD）、気管支喘息
呼吸性アルカローシス	↑	↓	↓	増加	過換気症候群

PaO₂　80Torr（mmHg）未満（70Torr以下）→低酸素血症

PaO₂　60Torr（mmHg）以下→呼吸不全

・Ⅰ型呼吸不全PaCO₂　45Torr（mmHg）以下（高炭酸ガス血症なし）

・Ⅱ型呼吸不全PaCO₂　45Torr（mmHg）以上（高炭酸ガス血症を伴う）

※パルスオキシメータで経皮的酸素飽和度（SpO₂）を測定し、酸素解離曲線からPaO₂を推測することもできるが、末梢循環不全があると測定できない場合がある

SpO₂　95％以下→低酸素血症

SpO₂　90％未満→呼吸不全

※高CO₂血症によるCO₂ナルコーシスにも注意する

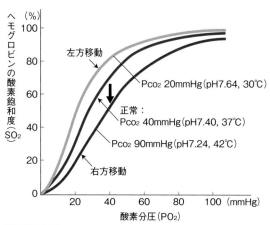

酸素解離曲線

喀痰検査

血痰や膿性痰などから、微生物学的検査や細胞診を行い、気道感染の有無や腫瘍細胞の有無を調べる。また、好酸球数が増加している場合には気管支喘息が疑われる。

微生物学的検査（細菌検査参照）

肺炎球菌、結核菌、A群β溶血性連鎖球菌、インフルエンザ桿菌など

細胞診検査

多数の白血球出現（炎症の存在）、好酸球数増加・シャルコー－ライデン結晶（気管支喘息）、腫瘍細胞の有無

胸腔穿刺（胸水検査）

胸腔内に多量の胸水貯留がある場合に行う。胸水の外観や比重、蛋白量、細胞数などを調べ、滲出液と漏出液の鑑別や、炎症細胞、悪性細胞の有無、細菌感染の有無や原因微生物を調べる。膿性の場合は膿胸、血性の場合は血胸や悪性腫瘍などを疑う。

一般検査

外観、比重、pH、蛋白量、細胞数など
滲出液と漏出液の鑑別

生化学検査

総蛋白（TP）、LD、糖、アデノシンアミナーゼ（ADA）、ヒアルロン酸など

免疫血清検査

腫瘍マーカー（CEA、ProGRPなど）

※胸水中の腫瘍マーカーは血清中より高いことが多い

微生物学的検査

細菌培養、嫌気性培養、抗酸菌培養（PCR検査併用で検出率UP）など

細胞診検査

炎症細胞や悪性細胞の検出（膿胸、癌性胸膜炎、胸膜悪性中皮腫）など

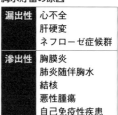

胸水貯留の原因

漏出性	心不全
	肝硬変
	ネフローゼ症候群
滲出性	胸膜炎
	肺炎随伴胸水
	結核
	悪性腫瘍
	自己免疫性疾患

内視鏡検査

気管支鏡検査 (病理検査参照)

　気管支鏡を気道に挿入し、気管支内を観察する。鉗子やブラシを用いて肺胞付近から肺門部の気管支周囲の病変部より生検や擦過細胞診、気管支肺胞洗浄を行うことができる。間質性肺炎や肺癌などの診断に有用である。

気管支肺胞洗浄

　経気管支鏡的に生理食塩水を注入後、回収して感染症の原因菌の同定や細胞分画、びまん性肺疾患、炎症性肺疾患の診断を行う。

肺胞洗浄液

細胞分画		疑われる疾患
リンパ球増加		過敏性肺炎、サルコイドーシス、特発性気質化肺炎 など
好中球増加		細菌性肺炎、びまん性汎細気管支炎、気管支拡張症、ARDS など
好酸球増加		好酸球性肺炎、薬剤性肺炎
Tリンパ球サブセット CD4＋/CD8＋	増加	サルコイドーシス、好酸球性肉芽腫症 など
	減少	過敏性肺炎 (急性期)、特発性質化肺炎、粟状結核、肺胞蛋白症、AIDS など

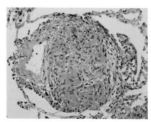

サルコイドーシス (肺の組織像)

気管支生検・肺生検

　経気管支鏡的に鉗子で病変部の組織を採取し、病理組織診や捺印細胞診を行う。

気管支擦過、穿刺吸引

経気管支鏡的にブラシや針で患部の細胞を採取し、細胞診検査を行う。

気管支鏡検査

	対象となる気管支鏡下で採取した材料	目的
微生物学的検査	肺胞洗浄液、ブラシ洗浄液など	感染症起因菌の検索
一般検査	肺胞洗浄液	回収量、回収率、細胞分画など
細胞診検査	肺胞洗浄液、気管支擦過、腫瘤穿刺吸引、生検捺印	炎症細胞や悪性細胞の有無、好酸球増多の有無など
病理組織診	気管支生検、肺生検	病理組織診断

胸腔鏡検査

胸腔内に胸腔鏡を挿入して、胸膜や肺、縦隔などを観察し、胸膜病変や気管支で観察不能な病巣などの生検、胸水の採取を行うほか、胸腔鏡下でビデオ補助下胸部手術（VATS）も行われる。胸膜生検や胸水中の細胞を集めたセルブロックの病理組織診は、胸膜悪性中皮腫の診断に有用である。

☑ 呼吸器疾患 ▶ **看護のポイント**

呼吸機能検査

- 検査の目的と内容を事前に説明する。
- 食後1時間以上経過したあとに実施する。
- 気管支拡張薬は医師の指示を確認する。
- 心疾患の既往がある場合は実施の有無を再度医師に確認する。
- コーヒー、紅茶など検査に影響するものは中止する。
- 排泄を済ませておく。
- 身体を圧迫する衣類は避ける。
- 咳嗽の激しい場合は医師と相談し鎮咳薬の投与を考慮する。
- 喀痰が多い場合は事前に排痰を促しておく。
- 急変時の速やかな対応に努める。

胸部X線検査、胸部CT、MRI検査

CRP、WBC

喀痰の細菌検査

- 口腔内を清潔にしてから排痰を試みる。
- 排痰困難な場合、ネブライザーによる加湿をして排痰を促す。
- 吸引する場合、粘膜を傷つけないよう慎重に実施する。

喀痰の細胞診検査

- 口腔内を清潔にしてから排痰を試みる。
- 排痰困難な場合、ネブライザーによる加湿をして排痰を促す。
- 吸引する場合、粘膜を傷つけないよう慎重に実施する。

消化管疾患

　消化器は、大きく上部消化管（食道・胃・十二指腸）と下部消化管（空腸・回腸・盲腸・虫垂・結腸・直腸・肛門管）、そして肝臓・胆道・膵臓に分けられ、それぞれ、炎症性疾患や腫瘍性疾患などの病変がある。

上部消化管疾患（食道・胃・十二指腸）

　潰瘍や腫瘍などで出血が起こり、重症化すると貧血を伴ってくるので血球数算定検査が有用である。また、腫瘍性病変ではX線、CT、MRIなどの画像検査や内視鏡検査での腫瘍の確認と、癌などの鑑別のため組織生検による病理診断を要する。

　血液検査では、炎症の程度を判断するためにCRPや白血球数（WBC）測定を、癌が疑われる場合には腫瘍マーカーの測定が有用である。

　ヘリコバクター・ピロリは胃潰瘍や胃がん等を引き起こす可能性のある原因菌であり、それらの疾患が疑われる場合、ヘリコバクター・ピロリ感染の確認が求められる。

疑われる疾患	検査
貧血や出血	血球数算定（RBC、Hb、Ht）、便潜血検査
潰瘍や腫瘍 （腺腫・癌）	上部消化管X腺検査、上部消化管内視鏡検査、生検による病理診断、CRP、WBC、腫瘍マーカー（CEA、CA19-9）
ピロリ菌感染	尿素呼気試験、ヘリコバクター・ピロリ抗体検査、同抗原検査、生検組織の鏡検、迅速ウレアーゼ試験

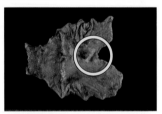

Type3 胃癌

下部消化管疾患（空腸・回腸・盲腸・虫垂・結腸・直腸・肛門管）

　下部消化管においても、炎症性疾患や腫瘍性疾患等で出血が起こると便潜血反応が陽性となり、重症化すると貧血を伴う。腫瘍が疑われる場

合には、内視鏡検査や組織生検による病理診断を要する。

血液検査については上部消化管疾患と同様である。

疑われる疾患	検査
貧血や出血	血球数算定（RBC、Hb、Ht）、便潜血検査
潰瘍や腫瘍（腺腫・癌） 潰瘍性大腸炎、クローン病	下部消化管X線検査、下部消化管内視鏡検査、生検による病理診断、CRP、WBC　腫瘍マーカー（CEA、CA19-9）
腸閉塞（イレウス）	腸管造影検査

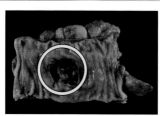

S状結腸に穿孔を伴った潰瘍

肝臓疾患

肝障害が起こると、肝臓・胆管系酵素や代謝物が血中に増加し、血液検査で異常値を呈する。肝炎ウィルスの感染も血液検査で検査される。

エコー検査では、肝硬変や腫瘍（癌など）でさまざまな特徴的な画像所見が得られる。確定診断のため生検による病理診断を実施することもある。

疑われる疾患	検査
肝炎 肝硬変	AST、ALT、γ-GT（γGTP）、LD（LDH）、CK、ビリルビン、血球数算定（RBC、Hb、Ht、MCV、PLT）、HBV抗原検査、HBV抗体検査、HCV抗体検査、エコー、CT、生検による病理診断
腫瘍（癌）	腫瘍マーカー（AFP、PIVKA-Ⅱ、CEA）、エコー、CT、生検による病理診断

胆道・膵臓疾患

胆道や膵臓の閉塞が疑われる場合には造影検査が有用で、閉塞の原因に腫瘍などが疑われる場合には、造影検査と合わせて内視鏡的に組織生検や細胞採取を行い、病理診断や細胞診が行われる。胆嚢結石による胆嚢炎では、エコー（超音波検査）にて胆嚢壁の肥厚や結石が認められた

り、血液検査でWBCやCRPの上昇などの炎症反応が認められる。

　血液検査では、胆道系酵素や膵臓にて産生される酵素が血中に増加し異常値を呈する。癌などの腫瘍では腫瘍マーカーの上昇も認められる。炎症については消化管と同様である。

疑われる疾患	検査
胆管閉塞	胆（膵）管造影検査、胆（膵）管内視鏡検査、生検による病理診断、細胞診、血清アミラーゼ、LD（LDH）、生検による病理診断
胆嚢炎	エコー検査で胆嚢壁の肥厚や胆石の確認。WBC、CRP
腫瘍（癌）	生検による病理診断、細胞診、血清アミラーゼ、LD（LDH）、腫瘍マーカー（CEA、C19-9）、生検による病理診断
膵炎	WBC、CRP、血清アミラーゼ、リパーゼ

☑ 消化管疾患 ▶ 看護のポイント

〈検査の流れとアセスメント〉

　消化管疾患は患者が急に腹痛を自覚し来院し診断される場合と、身体の不調を感じ精査を進める場合がある。いずれにしても、診断の目的で画像検査が必要となるためそれぞれの検査の目的や注意事項を理解する必要がある。

〈看護のポイント〉

　検査によっては事前に承諾書が必要となる。医師からの説明（検査時の目的や合併症）後に患者本人や家族の同意のサインが必要となるため、看護師は説明の際に同席し理解度を確認する。必要時にはインフォームド・コンセントの内容について看護記録を残す。

肝臓疾患（肝硬変、肝臓癌）

〈検査の流れとアセスメント〉

　肝臓疾患の主な原因として、肝炎ウイルス感染、アルコール大量摂取、自己免疫性、脂肪肝、転移性癌などがある。確定診断をつける際の検査時は、検査の目的や合併症についてのインフォームド・コンセントへの理解度を確認し、患者が納得したうえで検査に臨めるようサポートする。

多様な検査と治療を組み合わせて行うため、患者・家族の疾患に対する不安に寄り添い、疾患や治療法への正しい知識や日常生活の注意点の指導を行う。

〈看護のポイント〉

　検査や治療は多様で侵襲を伴うものが多いため、検査前準備（食止め、点滴ルートの確保等）や終了後のバイタルサインの測定、出血の有無等を経時的に観察し、異常の早期発見に努める。疼痛や発熱を伴う場合は速やかに医師へ報告する。また、安静のため同一体位を強いられるため安楽枕等を用いた苦痛の緩和に努める。

胆道、膵臓疾患（胆嚢炎、胆石症、膵炎、）

〈検査の流れとアセスメント〉

　検査を進めていくなかで診断がつき、治療としてのドレナージ術を緊急に行う場合がある。治療は侵襲を伴い苦痛も強いため、患者さんに十分説明を行い治療に協力できるよう支援する。

〈看護のポイント〉

　症状と検査結果を経時的に観察し、治療の効果を確認し異常の早期発見に努める。高齢者の場合は診断時に敗血症を起こしている場合があり、重症化した場合はショックに陥ることを予測しながら観察を行う。また、絶飲食、輸液と電解質の補正、鎮痛薬・抗菌薬の投与が行われ、輸液ポンプなども使用した管理が行われる。一時的にせん妄を起こし、点滴やドレーン類の自己抜去やトイレ歩行時の転倒転落事故もしばしばみられるため、頻回に訪室し安全面にも配慮したケアを行う。必要時には家族への協力も依頼する。

代謝疾患

脂質代謝異常

　脂質代謝異常とは何らかの原因で血中の脂質が過剰あるいは不足することにより発生する疾患であり、血中の脂質量の増減を測定することにより疾患の特定を行う。臨床検査にて測定される脂質には血液中のコレステロール、中性脂肪、リン脂質、遊離脂肪酸が主なものとしてあげられる。また、脂質は単独では血液に溶けないため蛋白質と結合したリポ蛋白として存在し、臨床検査では比重により分類され報告される。

リポ蛋白の分類

分類	比重
カイロミクロン	軽い
VLDL	
IDL	
LDL	
HDL	重い

脂質異常症

　脂質異常症とは、血液中のコレステロール（遊離型、エステル型）、中性脂肪、リン脂質、遊離脂肪酸の多く、または一部が異常高値を示す状態で、家族性（遺伝性）と続発性（生活習慣や基礎疾患などが原因のもの）に分類される。LDLコレステロールの増加は動脈硬化のリスク因子となるなど増加あるいは減少した脂質の種類により発現する症状は異なっており臨床検査結果の把握と理解し、分類することは治療上重要といえる。

脂質異常症の「診断基準動脈硬化性疾患予防ガイドライン2017版」

	検査値と疾患分類
LDLコレステロール	140mg/dL以上：高LDLコレステロール血症 120〜139mg/dL：境界域高LDLコレステロール血症
HDLコレステロール	40mg/dL未満：低LDLコレステロール
トリグリセライド	150mg/dL以上：高トリグリセライド血症
Non-HDLコレステロール	170mg/dL以上：高Non-HDLコレステロール血症 150〜169mg/dL境界域高Non-HDLコレステロール血症

リポ蛋白の増減と予測される疾患

	変動するリポ蛋白	原発性	続発性
増加	カイロミクロン	先天的LPL欠損症 LPL機能異常症 先天的アポCⅡ欠損症	SLE 多発性骨髄腫 糖尿病性ケトアシドーシス
	カイロミクロン ＋VLDL	家族性トリグリセリド血症	コントロール不良糖尿病 甲状腺機能低下症 アルコール過剰摂取
	VLDL	家族性トリグリセリド血症 家族性複合型高脂血症	アルコール過剰摂取 糖質過剰摂取 糖尿病 メタボリックシンドローム ステロイドホルモン使用
	IDL	家族性Ⅲ型高脂血症 アポE欠損症 アポE変異体	コントロール不良糖尿病 甲状腺機能低下症 SLE
	LDL	常染色体優性高コレステロール血症 常染色体劣性高コレステロール血症 家族性複合型高脂血症	甲状腺機能低下症 動物性脂肪過剰摂取 更年期障害 ポルフィリン症 神経性食欲不振症
	VLDL＋LDL	家族性複合型高脂血症	甲状腺機能低下症 ネフローゼ症候群 肝障害 閉塞性肝疾患 糖尿病
	HDL	SETP欠損症 肝性リパーゼ欠損症	高度の飲酒
低下	カイロミクロン	Anderson病	
	LDL	MTP欠損症 家族性βリポ蛋白血症 短縮アポB血症	甲状腺機能亢進症 肝硬変 低栄養状態 悪性腫瘍
	HDL	LCAT欠損症 魚眼病 アポAⅠ異常症 Tangier病 家族性低HDL血症	プロブコール 喫煙 肥満 高TG血症

〈脂質異常症により現れる主な症状と検査法〉

　脂質異常により現れる症状は増加した脂質によりさまざまであり、行う検査も症状に合わせ行う必要がある。

動脈硬化：高LDLコレステロール血症が最も大きなリスク因子となっているが近年トリグリセライドの増加もリスク因子となっていると言われている。動脈硬化は心筋梗塞、狭心症、脳梗塞、大動脈瘤などが多発する為、画像診断では頸部超音波検査、CT、MRIが有用である。また、血管の硬さを推測する為に血圧・脈波の測定も動脈硬化の推定のために行われる。

膵炎・肝脾腫：高トリグリセライド血症が原因となることが多いが高カイロミクロン血症の際にも表れる症状である。膵炎などは生化学検査の脂質項目に加え、リパーゼの検査値上昇などの数値にも留意する必要がある。

低脂血症

　低脂血症とは、血中の脂質が減少している状態であり、総コレステロール120mg/dL未満、またはLDLコレステロール50mg/dL未満と定義されている。

〈低脂血症により現れる主な症状と検査法〉

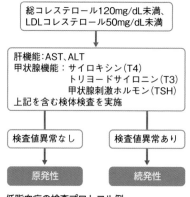

低脂血症の検査プロトコル例

　低脂血症の原因としては甲状腺機能亢進症、肝硬変、慢性感染症、低栄養状態、悪性腫瘍などがあげられるが、自覚症状はみられないことが多い、このため、脂質低下薬を使用していない患者に総コレステロール、LDLコレステロールの低下がある場合は肝機能（AST、ALT）、甲状腺刺激ホルモンなどの検査を行い、原因を検索する必要がある。

黄色腫症

　脂質を含んだ組織球が集簇したもので、高コレステロール血症患者の眼瞼部にみられる。脂質代謝異常によるものを全身性黄色腫症（リピドーシス）という。

　他の脂質代謝異常と同様に酵素欠損などによる家族性の場合も含まれる。

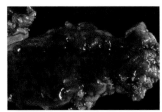

急性膵炎

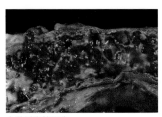

大動脈粥状硬化

代謝疾患 ▶ **看護のポイント**

糖尿病

〈**検査の流れとアセスメント**〉

　糖尿病の診断には、血糖値の変動をモニタリングすることが重要であり、データ値の意味が理解できセルフケア能力が高められるようかかわる。

〈**看護のポイント**〉

● 検査データの推移は、血糖コントロールの目標値の設定や治療方針を決定するうえで重要である。測定値を正確に残していく（カルテ入力等）。

● 低血糖値時は、発作時間、自覚症状、血糖値、対処内容（患者指導）について記録に残す。

● 患者が長期にわたりセルフケアができるような動機づけや外来での継続看護につなげる。

● 退院後に地域へつなげる必要がある場合は、退院調整を行い地域と連携する。

脂質代謝異常

〈**検査の流れとアセスメント**〉

　脂質異常症は自覚症状がなく健康診断で発見される場合と、心筋梗塞や動脈閉塞症で発見される場合がある。緊急性を伴う場合は、速やかに検査ができるよう同意書等の書類も含め準備を行うとともに、患者の精神的支援も行う。

〈**看護のポイント**〉

脂質異常症を改善するためには、生活行動の変容が必要である。食事や運動、内服等を継続的に行い動脈硬化性の合併症の予防につながるよう、継続的に支援を行う。

感染症

一般細菌感染症

さまざまな細菌が原因で惹き起こされる感染症のことをいう。

一般細菌感染症の診断には、起炎菌を検出する培養検査が主なものとなるが、人体には常在細菌叢が存在しており、それらと起炎菌との鑑別が重要な点となっている。

感染症として問題になる細菌は多く存在しているが、常在菌が本来とは違った部位に存在することによる感染症（異所感染）や出産時に母体から児に感染させる感染症（垂直感染）、人や物を介して広がるもの（水平感染）など非常にさまざまである。

ここでは、代表的な一般細菌感染症に関する検査の例をあげる。

常在細菌叢

表皮	ブドウ球菌（*Staphylococcus* 属）
	連鎖球菌（*Streptococcus* 属）
	プロピオニバクテリウム（*Propionibacterium* 属）
	コリネバクテリウム（*Corynebacterium* 属）　　　　など
口腔内	ナイセリア（*Neisseria* 属）
	連鎖球菌（*Streptococcus* 属）　　　　など
女性器（子宮腟部）	ラクトバチルス（*Lactobacillus* 属）　　　　など

塗抹検査（顕微鏡検査） ※細菌検査の項参照

スライドグラスに直接検体を塗りつけて、どのような菌がいるのかを調べる検査のことをいう。

グラム染色の検査結果だけでは、口腔内など常在菌が多く存在する部位から採取された検体では常在菌と起炎菌の判別が困難な場合があり、すぐに治療につながらない場合もある。

しかし、血液や髄液などの本来細菌が存在しない部位から採取された検体に細菌を認めた場合、起炎菌として推定され、速やかに抗菌薬治療に移れるため重要な検査になっている。

喀痰・咽頭分泌物培養検査

喀痰・咽頭分泌物培養検査は、呼吸器感染症の起炎菌を検索する検査である。呼吸器感染症は上気道感染症と下気道感染症に分類される。

感染症

①上気道感染症

　上気道とは、口腔、鼻腔、咽頭、扁桃、喉頭からなる気管よりも口側の気腔をさす。

- ・咽頭炎
- ・喉頭炎
- ・扁桃炎　　など

②下気道感染症

　下気道とは、気管から気管支を経て肺内に肺胞までの気腔をさす。

- ・気管支炎
- ・肺炎　　など

検体の種類

上気道	咽頭分泌物 鼻腔分泌物 扁桃膿　　など
下気道	喀痰 経気管吸引法 (TTA) 気管支鏡を用いた採痰 　　　　　　　　　　　など

主な起炎菌

上気道	A群溶血性連鎖球菌 肺炎球菌 黄色ブドウ球菌 (MRSA) インフルエンザ桿菌 百日咳菌　　　　　　　　など
下気道	上記　上気道の起炎菌 マイコプラズマ菌 レジオネラ菌 腸内細菌科細菌 (大腸菌、肺炎桿菌など) 緑膿菌　　　　　　　　　など

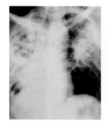

肺炎 X-P

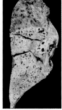

肺炎肉眼像

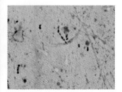

肺炎球菌

尿・尿道分泌物培養検査

　尿・尿道分泌物培養検査は、尿路感染症の起炎菌を検索する検査である。

尿路感染症は上部尿路感染症と下部尿路感染症に分類される。

①上部尿路感染症

　上部尿路とは、腎から尿管までの尿路をさす。

　・腎盂腎炎

　・急性巣状細菌性腎炎　　　　など

②下部尿路感染症

　下部尿路とは、膀胱から尿道口（男性は前立腺を含む）までの尿路を指す。

　・膀胱炎

　・尿道炎

　・前立腺炎　　　　など

　臨床症状としては、上部尿路感染症は下部尿路感染症に比べて高熱が出ることが多く、腰背部痛も伴うことが多いため、両者の鑑別にも用いられる。

尿路感染症主な起炎菌

グラム陽性球菌	腸球菌（Enterococcus 属） ブドウ球菌（Staphylococcus 属） 連鎖球菌（Streptococcus 属）
グラム陰性桿菌	腸内細菌科細菌（大腸菌、肺炎桿菌など） 緑膿菌
グラム陰性球菌	淋菌

血液培養検査

　血液培養検査は、主に菌血症の起炎菌を検索する検査である。血液培養検査ではほとんどの場合、専用の血液培養ボトルを用いて培養を行う。

　血液は本来無菌であり、血液中から菌が検出される場合は重篤な細菌感染症が疑われる。血液から細菌が分離された場合「菌血症」と呼び、「敗血症」と区別する必要がある。敗血症は細菌感染に伴って重篤な全身症状を呈しているのに対して、菌血症は全身症状を呈さない場合もある。

　敗血症の診断にはSOFAスコア、qSOFAスコアが用いられる。

SOFAスコア (Sequential Organ Failure Assessment score)

項目		点数				
		0	1	2	3	4
呼吸器	PaO₂/FiO₂ (mmHg)	> 400	≦ 400	≦ 300	≦ 200 呼吸器補助下	≦ 100 呼吸器補助下
凝固系	血小板数 (× 10³/mm²)	> 150	≦ 150	≦ 100	≦ 50	≦ 20
肝	ビリルビン値 (mg/dL) (mmol/L)	< 1.2 < 20	1.2-1.9 20-32	2.0-5.9 33-101	6.0-11.9 102-204	> 12.0 > 204
心血管系	低血圧	なし	平均動脈圧 < 70mmHg	ドパミン ≦ 5γ あるいは ドブタミン 投与 (投与量を 問わない)	ドパミン> 5γ あるいは エピネフリン ≦ 0.1γ あるいは ノルエピネフ リン≦ 0.1γ	ドパミン> 15γ あるいは エピネフリン > 0.1γ あるいは ノルエピネフ リン> 0.1γ
中枢神経系	Glasgow Coma Scale	15	13-14	10-12	6-9	< 6
腎機能	クレアチニン値 (mg/dL) あるいは尿量	< 1.2	1.2-1.9	2.0-3.4	3.5-4.9 あるいは < 500mL/day	> 5.0 あるいは < 200mL/day

qSOFAスコア (Quick Sequential Organ Failure Assessment score)

項目		点数
血圧	収縮期血圧≦ 100mmHg	1
呼吸数	≧ 22回 / 分	1
意識	意識障害 (GCS<15)	1

※ 2点以上で敗血症を疑う

〈血液培養検査の注意点〉

・雑菌の混入 (コンタミネーション) を防ぐため、無菌操作を行う (患者皮膚表面・血液培養ボトル穿刺部の十分な消毒)。

・消毒後、患者皮膚表面に触れたり触診したりしない。

・採血終了後に注射針を抜去する際、抜去直前ではなく抜去後に穿刺部

位をアルコール綿で圧迫止血を行うようにする。

・静脈留置カテーテル、動脈留置カテーテルからの血液採取は行わない。

・複数の検体を採取する場合、それぞれの培養ごとに穿刺部位を替える。

・起炎菌の検出率の違いから、複数セットの採取が推奨されている（1セット：73.2%、2セット：93.9%、3セット：96.9%）

血培採取時に無菌操作が正しく行われていないと、患者皮膚、採血器具、採血者の手、コンタミネーションを起こしてしまう。

その結果、偽陽性となり、患者の入院期間の延長、抗生剤の投与日数の延長など様々な面で影響が出てしまうので、細心の注意を払う必要がある。

ウイルス感染症

ウイルス感染症とは、ウイルスを飲み込んだり、吸い込んだり、虫に刺されたり、性的接触を通じて感染する感染症のことをいう。

ウイルス感染症には上気道症状を呈するものから、肝炎や下痢症状を呈するものまで非常に多岐にわたる。検査には、血液検査における抗原・抗体検査や、鼻咽頭ぬぐい液の迅速検査、感染細胞の細胞診検査などさまざまなものがある。

ここでは、代表的なウイルス感染症に関する検査と疾患の例をあげる。

インフルエンザウイルス

上気道炎症状・呼吸器疾患などを呈する。季節性インフルエンザには、A型、B型、C型の3種類がある。

鼻咽頭ぬぐい液を検体としたイムノクロマト法による迅速診断キットが普及している。

ノロウイルス

急性感染性胃腸炎を呈する。糞便を検体としたイムノクロマト法による迅速診断キットが普及している。

ロタウイルス

乳幼児の急性胃腸炎を惹き起こすことが有名なウイルスである。重症例では腸重積を合併する場合がある。

111

糞便を検体としたイムノクロマト法による迅速診断キットが普及している。

アデノウイルス

咽頭結膜熱（プール熱）で知られるウイルスである。ウイルスの型によっては胃腸炎を呈するものもある。

咽頭結膜熱の場合は眼脂、胃腸炎の場合は糞便を検体としたイムノクロマト法による迅速診断キットが普及している。

肝炎ウイルス

肝炎の原因になるウイルスの総称である。A型、B型、C型、D型、E型が知られている。ウイルスの種類によって感染経路が異なったり、重複感染が認められる。

検査には主に、血清を使用した血液中の抗原もしくは抗体を検出する方法が用いられる。

肝炎ウイルス

感染経路	経口感染		血液感染		
	A型肝炎	E型肝炎	B型肝炎	C型肝炎	D型肝炎
ウイルス略称	HAV	HEV	HBV	HCV	HDV
特徴	二枚貝を摂食することによる感染が多い	シカやイノシシの肉を摂食することによる感染が多い	母子感染（垂直感染）が問題になる	針刺し事故や注射の回し打ちで感染	HBVとの重複感染が問題になる
検査	HAV抗体	HEV抗体	HBs抗原	HCV抗体	デルタ抗体

ヒト免疫不全ウイルス (Human Immunodeficiency Virus：HIV)

後天性免疫不全症候群（Acquired immune deficiency syndrome：AIDS）の原因ウイルスである。

検査は2段階に分けて行われることが通常で、血液中の抗体を検出する検査がスクリーニングに用いられ、スクリーニング陽性時に確定診断として電気泳動（ウエスタンブロット法）が用いられる。

真菌感染症

　真菌感染症とは、真菌(カビ)が原因となる感染症である。

　真菌は大きく分けて酵母様真菌と糸状菌の二種類に分けられる。また、真菌感染症は病気が発症している場所によって、表在性真菌症、深在性真菌症の二種類に分けることができる。

　真菌は空気中や土壌に多く存在しており、日常生活でも皮膚に触れたり肺に侵入したりしている。しかし、健常人では通常問題になることはなく、免疫力の低下した易感染状態の人間で真菌感染症が問題になる(日和見感染症)。

真菌の分類

①酵母様真菌	代表的な菌
出芽によって増殖する	カンジダ属
	クリプトコッカス属
②糸状菌	代表的な菌
胞子形成によって増殖する	アスペルギルス属
	スポロトリック
	皮膚糸状菌(ミクロスポルム・トリコフィンなど)

日和見感染症

　日和見感染症とは、正常な宿主に対しては病原性を発揮しない病原体が、宿主の免疫力が低下したときに病原性を発揮して起こる感染症のことをいう。

〈日和見感染症の危険因子〉

・悪性腫瘍に対する化学療法中の患者
・AIDS患者
・糖尿病患者
・白血病患者　　　　　　など

〈真菌の分類〉

・酵母様真菌:一般的にはイースト菌が知られる。病原性を示すものの代表にはカンジダがいる。

・糸状菌：パンや食物に生えるいわゆる一般的認識のカビ。病原性を示すものの代表にはアスペルギルスや白癬菌がいる。

表在性真菌症

表在性真菌症は、そのほとんどが白癬で、次いで表在性カンジダ症がある。

白癬

トリコフィトン属が原因菌でいわゆる水虫のこと。皮膚表面に強いかゆみやひび割れ、水疱ができることが特徴である。

表在性カンジダ症

カンジダ属が原因菌である。赤い発疹ができることが特徴で、長期間不潔な状態にしておくことが原因の1つとされている。

深在性真菌症

肺や脳脊髄など、表皮より深い部分で発症する真菌症のことをいう。アスペルギルス症、カンジダ症、クリプトコッカス症などがある。

アスペルギルス症

アスペルギルス属が原因の感染症である。肺真菌症や外耳炎、中耳炎を引き起こす。

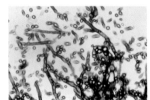

アスペルギルス

カンジダ症

カンジダ属が原因の感染症である。女性器にはかゆみを引き起こす。AIDS患者で特に問題となり、口腔カンジダ症や食道カンジダ症、カンジダ血症を引き起こす。

クリプトコッカス症

クリプトコッカス属が原因の感染症である。日本ではそのほとんどがクリプトコッカス・ネオフォルマンス（Cryptococcus neoformans）が原因菌である。肺炎や髄膜炎を発症させる。

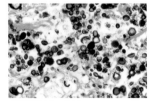

クリプトコッカス

〈真菌感染症の検査〉

真菌感染症の診断には主に、培養検査と血液検査が用いられる。

培養検査では感染が疑われる組織や血液を一般細菌同様に寒天培地上に発育させ、コロニー形態や胞子を顕微鏡で観察することが主である。血液検査では真菌の細胞壁成分であるβ-Dグルカンの測定や、アスペルギルス抗原、カンジダ抗原、クリプトコッカス抗原の測定が行われる。

院内感染症

院内感染症とは、病院などの医療施設に入院してから48時間以上経過した後に発症した感染症のことをいう。入院中の患者には、免疫力が低下した患者（易感染状態）や、人工呼吸器・バルーンカテーテルなどのデバイスが使用されている患者が多く、伝播しやすく更に重症化しやすい場合が多い。

病院施設においては、院内感染症対策のため各施設で院内感染対策指定菌を定め、指定菌が検出された場合は接触感染対策の実施などで感染拡大防止に努めている。

ここでは、代表的な院内感染症を引き起こす細菌についてあげる。

感染対策指定菌代表例

SPACE	薬剤耐性菌
S：*Serratia* セラチア	MRSA
P：*Pseudomonas* 緑膿菌	VRE
A：*Acinetobacter* アシネトバクター	MDRP
C：*Citrobacter* シトロバクター	MDRA
E：*Enterobacter* エンテロバクター	

薬剤耐性菌

一般細菌培養検査の薬剤感受性試験において、一定基準の薬剤耐性傾向を示す菌を「薬剤耐性菌」と呼ぶ。薬剤耐性菌とは、通常の治療では有効ないくつかの薬剤に耐性で通常の治療よりも難渋する場合が多い。患者間で伝播する可能性もあるため、院内感染対策においても非常に重

要である。ただし、薬剤耐性傾向が違うのみで、病原性や毒性に関しては通常の細菌と同じ点は留意する必要がある。

〈主な耐性菌の例〉

・MRSA（*Methicillin Resistant Staphylococcus aureus*；メチシリン耐性黄色ブドウ球菌）

・VRE（*Vancomycin Resistant Enterococci*；バンコマイシン耐性腸球菌）

・PRSP（*Penicillin Resistant Streptococcus pneumoniae*；ペニシリン耐性肺炎球菌）

・ESBL産生菌（*Extended Spectrum β-Lactamase*；基質特異性拡張型ベータラクタマーゼ）

・CRE（*Carbapenem Resistant Enterobacteriaceae*；カルバペネム耐性腸内細菌科細菌）

・MDRP（*Multi Drug Resistant Pseudomonas aeruginosa*；多剤耐性緑膿菌）

・MDRA（*Multi Drug Resistant Acinetobacter*；多剤耐性アシネトバクター）

✓ 感染症 ▶ **看護のポイント**

〈看護のポイント〉

● 正しい検体採取を行う。

　検体採取のタイミングは、抗菌薬治療の開始前に行う。抗菌薬治療中に行う場合は、抗菌薬投与直前に行う。

● 検体採取は、あらゆる湿性生体物質（汗を除く体液、血液、分泌物、排泄物、創のある皮膚、粘膜）を感染性があるものとして扱う標準予防策（スタンダードプリコーション）を厳守する。検体採取前後には適切な手洗いを行い、防護具で身を守り、伝播を防ぐ検体の取り扱いをする。

● 患者誤認や検体取り違えが起きないよう、患者本人の氏名と容器のラベル氏名を確認する。

● 採血は出血や感染など危険を伴い、患者にとっては、痛みや針を刺すという恐怖を伴う検査であるため、不安を和らげる対応をする。

● 留置しているチューブからの検体採取は避ける。

● 血液培養検査での検体採取については、「3章肺炎」を参照のこと。

● 尿検査は、中間尿を用いることが多い。外尿道口を清拭か洗浄をし、女性の場合は陰唇を開いて採尿する。排尿の始めの尿（初尿）は菌に感染していることも多いので捨てる。その後の尿を無菌容器に採取する。遺伝子増幅法（PCR検査）などにより、淋菌やクラミジアによる尿道炎であるかを検査する時は初尿を用いる。

● 外来では、POCT（イムノクロマトグラフィー法を用いた迅速診断キット）を用いたインフルエンザウイルスの抗原検出が行われる。この際、発熱後12時間未満の感染初期では、ウイルス量が少なく検出感度以下で陰性になってしまうことがある。この場合、翌日の再検査を勧める。

● 常在菌や消毒液が検体に混入してしまうコンタミネーションを防止する。混入が避けられない場合は混入を最小限にととどめる方法で行い、コンタミネーションの可能性を検査室に伝える。

● 採取した尿を室温に1時間以上放置すると、混入した常在菌が増殖し、

病原体の検出が困難になることがある。検体採取後は速やかに検査室に運ぶ。

●夜間や休日に検体を採取し、すぐに検査室に運べない場合は、検体に適した輸送容器を用いて原則4℃冷蔵で保管管理をする。ただし、検体が髄液の場合、細菌検出をする場合は35～37℃のふ卵器、なければ室温で保管する。しかし、ウイルスを検出する場合は4℃冷蔵で保管するなど、必ず保管方法を確認する。

●患者に検査の目的と注意事項を伝え、適切な量を適切な方法で検体採取ができるよう協力を求める。

●抗生物質を処方された場合は、耐性菌を増やさないように、自己判断で内服を止めたり飲み残しを内服したりしないよう患者指導を行う。

〈感染症を疑う際に気をつけたいこと〉

●発熱したならば感染症と決めつけないで、まずは、感染性疾患か非感染性疾患かを分けて考える。

●感染性疾患で緊急を要する疾患として、髄膜炎、発熱性好中球減少症、敗血症ショックがあげられる。

〈発熱性好中球減少症(FN)について〉

●好中球500/μL以下、あるいは1,000/μL以下で48時間以内に500/μL以下に減少することが予測される場合で、38℃以上が1時間以上持続する。

●重症化しやすい緑膿菌感染のリスクが高くなる。

●口腔内、カテーテル挿入部、副鼻腔、皮膚、肛門周囲その他に感染兆候がないか確認する。

●抗菌薬投与を数日間続けても熱が下がらない場合は抗真菌薬の投与を検討する。

神経疾患

　神経疾患は、脳・脊髄・末梢神経などに障害を引き起こす病気の総称である。脳卒中（脳血管疾患）、脳腫瘍、パーキンソン病などの神経変性疾患、重症筋無力症などの免疫性神経疾患、ギランバレー症候群などの末梢神経疾患など非常に多岐にわたる。

　神経疾患には、これが陽性であればこの病気であると診断できるような検査がない場合が多く、ほとんどの場合は臨床症状とあわせて診断する。

　本項ではその一部に触れる。

脳卒中（脳血管疾患）

　脳卒中は日本人の死因第4位（2018年人口動態統計）で、以前と比べれば順位が下がっているが、患者数はまだ多く、日本人にとって重要な疾患であることには変わりはない。

　脳卒中は、大きく脳梗塞・脳出血・くも膜下出血に分類される。

〈脳卒中の危険因子〉

・高血圧

・喫煙

・脂質異常症

・糖尿病

・肥満　　　など

〈脳卒中の症状〉

・片方の手足・顔半分の麻痺や痺れ

・ろれつが回らない、言葉が出ない、他人の言うことが理解できない

・立てなくなる、歩けなくなる

・片方の目が見えなくなる、物が二つに見えるようになる、視野の半分が欠ける

・激しい頭痛がする（くも膜下出血）

〈脳卒中の分類〉

脳梗塞

　脳血管の閉塞によって、ある領域に血液がいかなくなり、障害が出ることをいう。脳梗塞は血管の詰まり方によって、アテローム血栓性梗塞、

ラクナ梗塞、心原性梗塞とさらに細かく分類される。

脳出血

　脳の中にある小さな血管の破綻などで出血を起こし、障害が出ること
をいう。

くも膜下出血

　脳を覆う3層の膜の隙間である「くも膜下腔」に出血が生じることを
いう。多くはくも膜下腔を走行する動脈の分岐部に動脈瘤が形成され、
それが破裂することによって発症する。

　動脈瘤以外にも頭部外傷や先天的な脳血管の形成異常などが原因の場
合もある。

〈脳卒中の検査〉

　症状などで脳卒中が疑われる場合、頭部CT・頭部MRI検査が実施さ
れる。頭部CT検査で白い部分（出血部位）、黒い部分（梗塞部位）やむ
くみがあるかなどを確認する。

　CT検査では、発症後24時間以上経たない脳梗塞の場合はっきりと描
出されないが、脳出血の場合はすぐに描出される。MRI検査では、CT
検査よりも検査に要する時間はかかるが、発症間もない出血、梗塞が描
出可能である。

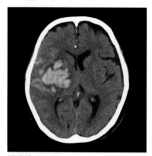

脳出血CT像

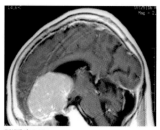

脳腫瘍MRI

脳腫瘍

脳腫瘍は頭蓋内に発生した新生物（腫瘍）の総称であり、組織分類としては良性と悪性に分けられるが、発生部位の特殊性から組織学的な良性腫瘍においても、生命予後的には重篤な疾患となる。

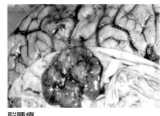

脳腫瘍

〈代表的な脳腫瘍〉

・**星状膠細胞腫**、**膠芽細胞腫（膠芽腫）**、乏突起膠細胞腫、上衣腫、**髄芽腫**、神経鞘腫、**髄膜腫**、**下垂体腺腫**、脊索腫、悪性リンパ腫、転移性腫瘍　　＊太字は特に重要な脳腫瘍

〈脳腫瘍の診断〉

・CT 検査
・MRI 検査（T 1、T 2 強調画像、核酸強調画像）
・病理組織診断

〈脳腫瘍の治療〉

・手術
・放射線治療…リニアック、ガンマナイフ、陽子線治療、重粒子線治療
・化学療法（ニトロソウレア製剤、シスプラチン、エトポシド）
・分子標的治療（EGFR 阻害剤、mTOR 阻害剤）
・免疫療法（抗PD-1抗体）

パーキンソン病

パーキンソン病は、中脳内の黒質と呼ばれる場所に存在するドパミン神経が脱落してなくなる進行性の病気のである。特徴的な 4 つの症状により疑い、進行すると自力で歩行することも困難となり、車椅子や寝たきりになる場合もある。

40 歳以上の中高年の発症が多く、特に 65 歳以上の割合が高い。

〈パーキンソン病の主な症状〉

安静時振戦

何もしていない時に起こる手足の震えで、体の片側の手足に起こるこ

とが多い。睡眠中は治るが、目が覚めるとまた震えが始まる。

無動

動きがだんだんゆっくりになったり、動きが起こらなくなったりする。字を書いている途中で字がだんだんと小さくなっていくのも特徴である。顔の表情を作る筋肉の動きの低下で無表情になる症状も現れる（仮面様顔貌）。

筋固縮

筋肉のこわばりが出現し、特に他の人に肘など関節を動かしてもらう受動運動の時に現れる特徴的な症状である。ゆっくりとしか関節が動かなくなってしまったりする。

姿勢反射障害

身体のバランスを保つ働きが低下し、常に前傾姿勢を示す。他にすくみ足や、小きざみにしか歩けない状態を示し、また、一度歩き出すとなかなか止まれなくなったり、方向転換が難しくなる。

〈パーキンソン病の検査〉

パーキンソン病の診断には血液検査では特徴的なバイオマーカー等はなく、主に画像診断が用いられる。

CT検査、MRI検査等の画像診断を行い、似た症状を示す脳梗塞や脳出血などを否定することが重要となっている。

針筋電図検査では群化放電が認められる場合があるが、この疾患に特異的な所見ではない。確定診断につながる検査は現段階ではなく、症状と画像診断をあわせて診断することが多い。

重症筋無力症

末梢神経と筋肉のつぎ目（神経筋接合部）において、筋肉側の受容体が自己抗体により傷害される自己免疫疾患のことをいう。

神経筋接合部の筋肉側（信号の受け手）に存在するいくつかの分子に対して自己抗体が産生され、神経から筋肉に信号が伝わらなくなるために筋力低下が起こる。自己抗体の標的として最も頻度の高いのがアセチルコリン受容体で全体85%程度、次に筋特異的受容体型チロシンキナーゼで全体の数%とされている。

全身の筋力低下、易疲労感が出現し、特に眼瞼下垂、複視などの眼の症状を起こしやすい。また、日内変動を示すことが多く、午後になると症状が強くなる。場合によっては嚥下がうまくできなくなる場合がある。重症化すると呼吸筋の麻痺を起こし、呼吸困難をきたすこともある。

〈重症筋無力症の症状〉
・顔面筋力低下
・構音障害
・嚥下・咀嚼障害
・頸部・四肢筋力低下
・呼吸障害

〈重症筋無力症の検査〉

血液検査

　抗アセチルコリン受容体抗体もしくは抗筋特異的受容体型チロシンキナーゼ抗体の陽性化。

反復刺激試験

　重症筋無力症では、神経伝導検査（誘発筋電図）にて、筋肉を動かす神経に電気刺激を繰り返し（1秒間に2～3回）行うと、筋肉に伝わる刺激が小さくなる漸減現象が起こる。

ギランバレー症候群

　ギランバレー症候群は、感染症やワクチン接種などに続発して発症する神経疾患の1つである。原因となるきっかけからおよそ1～3週間後に、足に力が入りにくくなったり、痺れたりするなどの神経症状が出現する。

　症状を自覚する部位は下肢に留まらず、進行すると手や顔面、呼吸機能などにも影響が及ぶことがある。症状は左右対称で遠位筋に強く現れる傾向にある。

〈ギランバレー症候群の原因〉
・カンピロバクター感染症（食中毒）
・マイコプラズマ感染症
・インフルエンザウイルス（ワクチン接種含む）

・EBウイルス
・サイトメガロウイルス
・外科手術 など

〈ギランバレー症候群の検査〉

神経伝導検査（誘発筋電図）

遠位刺激の複合筋活動電位振幅の低下、時間的分散、伝導ブロック、感覚神経伝導検査で正中神経異常、腓腹神経正常の所見

針筋電図

脱神経所見の出現

血液検査

抗ガングリオシド抗体の陽性化、抗サイトメガロウイルス・EBウイルス・マイコプラズマ抗体の陽性化（先行する感染症が明らかでない場合）

細菌検査

カンピロバクター属菌、マイコプラズマ属菌の分離（先行する感染症が明らかでない場合）

筋萎縮性側索硬化症（ALS）

筋萎縮性側索硬化症は、重篤な筋肉の萎縮と筋力低下をきたす神経変性疾患で、運動ニューロン（上位運動ニューロン・下位運動ニューロンの両者）が侵される病気の一種である。原因は未だはっきりとはしておらず、好発年齢は60〜70代で男性にやや多くみられる。

初期症状として、手または足の痙攣、細かい作業がしにくい、つまずきやすくなったなどがある。進行とともに、四肢筋力の低下に伴う筋萎縮や嚥下障害、構音障害などに発展し、最終的には呼吸筋の障害により自発呼吸ができなくなる。人工呼吸器を装着しない場合、発症から3〜5年程度の生存期間と言われている。

一方、本症で侵されるのは随意運動を行う筋肉を支配する運動ニューロンとされており、感覚神経系や自律神経系は侵されないため、認知機能や触覚・嗅覚などの感覚機能、眼球運動、心臓や胃腸の活動、尿道および肛門括約筋は保たれるとされる。

なお、治癒のための有効な治療法は現段階で確立されていない。

上位運動ニューロン

　中枢神経系からの運動情報を下位運動ニューロンへと伝達する経路。
（例：大脳皮質から脊髄の前角細胞まで）

下位運動ニューロン

　上位運動ニューロンから情報を受け取り、骨格筋へ伝達する経路。
（例：脊髄前角細胞から骨格筋まで）

運動ニューロン障害の徴候

	上位運動ニューロン障害	下位運動ニューロン障害
筋緊張	亢進	低下
深部腱反射	亢進	低下
病的反射	あり	なし
筋萎縮	なし（廃用性はあり）	あり（遠位筋優位）
線維束性収縮 （安静時の不規則な自発的収縮）	なし	あり
侵される筋	びまん性	障害を受けた神経の支配筋のみ
針筋電図の異常所見	なし	神経原性変化

〈筋萎縮性側索硬化症の主な症状と進行〉

　発症
　↓
　母指・小指球筋の萎縮（遠位筋優位の筋力低下）、線維束性収縮（安静時の不規則な自発的収縮）
　↓
　下肢の痙縮、上腕・肩甲骨周囲の筋萎縮
　↓
　嚥下障害、構音障害
　↓
　全身の筋萎縮
　↓
　呼吸筋の障害

〈筋萎縮性側索硬化症の陰性症状〉

　下記の症状は基本的に筋萎縮性側索硬化症では通常みられない症状である。

・眼球運動障害

・感覚機能障害

・膀胱・直腸障害

・褥瘡

〈筋萎縮性側索硬化症の検査〉

　家族性に発症する筋萎縮性側索硬化症の約20%にSOD1遺伝子の変異が認められているが、家族性に発症する筋萎縮性側索硬化症は全体の10%程度とされており、あまり診断に有用とは言えない。

　現在まで、他に筋萎縮性側索硬化症の確定診断に有用とされる血液検査項目やバイオマーカーは報告されておらず、多くの場合、臨床症状や鑑別疾患（頚椎病変、末梢神経障害、筋疾患等）の否定により診断される。

　臨床検査においては針筋電図検査にて神経原性変化（安静時の脱神経電位、随意収縮時の高振幅電位）が認められることが診断の一助にはなるが、残念ながらこの疾患に特異的な所見ではない。

　画像検査においても主に鑑別疾患の否定に用いられ、この疾患特有の所見を見つけるためのものではない。

☑ 神経疾患 ▶ **看護のポイント**

　脳神経系の疾患の検査は、①神経学的検査、②電気生理学的検査、③画像検査、④脳脊髄液検査に分けられる。ここでは、このうち診察室等で医師が行う、①神経学的検査は検査の大項目のみあげ、他の3種類の検査と看護についてと最後に神経難病のなかから、代表的なALSとパーキンソン病を取り上げ記載する。

神経学的検査

意識状態

運動系

　筋力、筋緊張、不随意運動、運動失調、除脳硬直と除皮質硬直

反射系

　腱反射、表在反射、病的反射、足クローヌス

感覚系

　温痛覚（触覚、深部感覚）

脳神経系

　嗅神経、視神経、動眼神経・滑車神経・外転神経、三叉神経、顔面神経、内耳神経、舌咽神経・迷走神経、副神経

高次脳機能

　失語、失行、失認、記憶障害、認知機能障害

電気生理検査

脳波検査

〈看護のポイント〉

事前に患者に説明する。

- 内服薬は通常どおり内服する。
- 検査が終了するまで安静にしておく。
- 検査所要時間は約1時間である。
- 事前にトイレはすませておく。
- 検査の目的を説明する際に、検査の準備、電極の貼付方法や通電は微

弱な電気量であり、痛みを伴わないことについて説明し、イメージしてもらう。
- 安静状態で目を閉じた状態で検査することを説明する。

検査の準備（検査技師が実施する）
- 検査用ベッドの準備：半時間ほどかかるため、ベッドの硬さなど確認し、苦痛を与えないように調整する。
- 頭皮・耳朶または乳様突起に電極を貼付し2点間の電位が拾えるようにする。
  電極の配置は10−20法という配置法に基づく。
- 鼻根と後頭極間、両耳介前点間をメジャーで計測し実測値に基づき電極を貼付する。
- 頭髪は分けてガーゼなどに付けた研磨剤で汚れを十分に落としてからペーストを用いて電極を貼付し、電極ボックスに端子を接続する。

〈観察ポイント〉
- 検査中、てんかん発作等異常症状が出現しないかどうか、意識状態を含め観察する。
- ベッドから転落しないよう注意する。
- てんかん発作が生じた場合、外傷や口腔内の外傷が起こらないよう注意する。
- 検査中に何度も発作が起こった場合、重積発作であるため速やかに医師に連絡し対応する。
- 電極のはずれがないかどうか確認する。
- 安静同一体位による苦痛の表情や体動がないかどうか確認する。
- 検査終了後、意識状態を確認してから病棟へ帰ってもらう（帰宅してもらう）。
- 検査中にてんかん発作を起こした場合、通院者であれば帰宅は家族等に付き添ってもらう。

　正常であれば、過呼吸刺激では、脳波に変化が無いか、あったとしてもビルドアップの程度は軽く過呼吸がおさまれば回復する。異常所見では、突発性異常と持続性異常に分けられ、各々更に広汎性異常と局在性異常に分けられる。

　突発性異常の大半はてんかん性である。突発性活動が広範に認められる場合、大脳ニューロンの過剰発射は脳全体にわたり、発作に至れば通常意識障害を伴う。

　持続性異常は基礎活動の異常であり、広汎性の場合、意識障害など脳機能の低下があると推定する。

　異常所見のなかでも、周期性同期性放電は周期的に広汎に出現する鋭波様の波を示し、クロイツフェルト−ヤコブ病で認める。

筋電図

〈看護のポイント〉

事前に患者に説明する。

- 内服薬は通常どおり内服する。
- 検査が終了するまで安静にしておく。
- 検査所要時間は1時間以上かかることが多いので事前にトイレはすませておく。
- 検査の目的を説明する際に、検査の方法などについて説明し、検査を受ける心の準備をしてもらう。
- 直径0.5mmと細い一心の同心針電極という専用針を筋肉に刺す。そのため、鎮静や局所麻酔をせずに筋肉に穿刺するため少なからず疼痛を伴うので、事前に説明が必要であることを説明する。
- また、1つの針で収集できる情報は半径2.5mm以内であるため、1つの神経につき数十箇所からの情報をとる必要がある。
- 検査は、①安静時（完全に力を抜く）、②軽度および全力で力を入れた状態で行うため、1時間以上かかる。
- 筋肉の鈍痛が残るが鎮痛剤は不要の程度であり、自然に数日で消失することを説明する。
- 患者の努力と協力が必要であることを説明し、看護師は患者の不安が

可能な限り軽減する配慮やかかわりに努める。

〈観察ポイント〉

● 疼痛の程度と指示に応じられるかどうかを観察する。

● 検査中、出血傾向が認められないかを観察する。

● 検査後、刺入部位に腫れや発赤、強い痛み、発熱が生じないか入院中であれば観察を続ける。通院者であれば注意してもらい、症状が現れたらただちに連絡して受診をするように説明しておく。

> **知っておこう!**
>
> 針筋電図では筋肉、神経筋接合部、末梢運動神経の障害が疑われる場合に行う。反射神経刺激試験は、神経筋接合部の障害を疑う場合に行う。

神経伝導検査

〈看護のポイント〉

事前に患者に説明する。

● 内服薬は通常どおり内服する。

● 検査が終了するまで安静にしておく。

● 検査所要時間は1時間以上かかることが多いので、事前にトイレはすませておく。

● 検査の目的を説明する際に、検査の方法などについて説明し、検査を受ける心の準備をしてもらう。

● 検査部位は上下肢であること、電気を通すことで感じる不快感や刺激が強い場合は疼痛として知覚するが、1回1回の一瞬の刺激であるため、ほとんどの場合耐えることができることを説明し、検査のイメージをもってもらう。

● 一瞬刺激を受けることの説明や一瞬で消えることを説明し、不安を助長させないようにする。

● 検査部位の温度が結果に影響するため、特に四肢が冷えないよう配慮する。

● 電気刺激の不快感を受け入れられず患者の拒否が強い場合は中止となる場合がある。

〈観察ポイント〉

●電気刺激を受けたときの不快感の程度を観察する。

●刺激に対する疼痛の程度を観察する。

●検査実施中の室温や患者の手足の冷感の有無を観察する。

画像診断（CT・MRI・MRA・脳血管造影）

CT検査

〈看護のポイント〉

●造影剤を使用する場合としない場合がある。

●使用する場合は、検査前から飲食を禁止する。また、検査時には血管確保がなされるので、ルートの異常の有無、薬剤による副作用の有無の観察を行う。

●造影剤が血管内に入る際、ホットフラッシュのような感覚を覚えることがあるなど、あらかじめ伝えておく。

●所要時間は撮影箇所や造影剤の使用の有無での差はあるが、約10分程度である。

●事前に排泄を済ませておくよう説明する。

●造影剤使用の場合、説明とともに同意書を交わす。

●検査準備時、検査時には同意書の確認を必ず行う。

MRI・MRA検査

〈看護のポイント〉

●アレルギーの既往の確認、同意書の受け取り及び保管（患者およびカルテ）、検査前2時間からの飲食禁止が必要となる

●所要時間は約30分程度であり、閉塞された環境で30分程度安静を保つ必要があることを説明する。

●磁気の影響を強く感じる人もいるので、検査中の様子を観察する。

●何かあった場合のサインの送り方など説明し不安を緩和する。

脳血管造影

〈看護のポイント〉

●所要時間や、方法について説明する。

●検査の同意書を前日までに記載してもらい1部本人保管、1部カルテ

　保管とする（施設によって画像保管、紙媒体での保管となるので施設の方法に従う）。

● 事前に、ヨウ素（ヨード）アレルギーの既往がないことを確認する。

● 検査の2時間前から絶飲食とする。

● 検査の合併症の観察と対応を行う。

検査中

・脳梗塞

　カテーテル操作や造影剤注入時に血管壁の血栓の遊離やカテーテル内で凝固した血液、空気などが脳血管末梢に流れると脳梗塞を起こす（意識障害や片麻痺など）。

＊万一生じた場合は検査を中断し、必要な処置が実施される。

・ヨード過敏症

　アレルギー既往がなかった場合でも嘔気、発疹などのアレルギー反応の有無を観察する。重篤な場合は循環不全を起こすことがある。

・皮下血腫

　検査後は安静保持とカテーテル穿刺部（鼠径部など）を用手的圧迫止血を図り、その後テーピングによる圧迫を行う。血腫ができないよう安静が解除されるまで、下肢屈曲は禁止する。

・下肢動脈閉塞症

　穿刺部位末梢の下肢動脈が閉塞する場合があるため、足背動脈の触知と左右差の確認、知覚異常の有無、冷感の有無を定期的に確認する。

＊足背で動脈触知できる場所に油性マジックなどでマーキングしてすぐに観察できるように準備しておく。

・肺塞栓

　皮下血腫予防の目的で下肢の屈曲を制限することで、下肢静脈内に血栓が形成される危険性が生まれる。血栓が遊離すると、心臓から肺へと移動した結果、血管を閉塞し、肺塞栓症を起こすことがある。チアノーゼや呼吸困難に注意する。下肢の血液鬱滞を避けるため間欠的空気圧迫装置や弾性ストッキング等を使用する。

＊安静が解除されて歩行が始まったときに発症する危険性が高い。

・頭痛・顔面痛

造影剤注入時、急激な血管拡張や造影剤の刺激によって頭痛・顔面痛を感じる場合がある。一過性であるため、あらかじめ患者に説明しておく。

脳脊髄液検査
〈看護のポイント〉
腰椎穿刺

- 神経障害や脳脊髄液を搾取したことによる低髄液圧による頭痛、感染、神経根を刺激することによる下肢に走る疼痛や出血など、苦痛や危険を伴う検査であるため、安全に検査が行われることを心がける。
- 事前に目的と所要時間（検査と検査後の安静時間を含め所要時間は2時間程度）、検査時の体位、検査後の安静とその理由について説明する。
- 直前にトイレを済ませてもらうよう説明する。
- 体位の保持と、患者の観察を行う。
- 第3第4腰椎間が開くように、側臥位の後にエビのように背中を丸め、膝を抱えた体位をとってもらう。脊柱が地面に対して垂直となるよう看護師は肩甲骨の高さの脊柱と膝窩をそれぞれ手で保持し体位を安定させる。
- 息苦しさを感じる場合があるので、声をかけながら患者の表情や呼吸の観察を続ける。
- 穿刺時は、足にしびれが走ることがあるが、一過性であることを伝え、安心してもらう。
- 検査後は、低髄液圧による頭痛が生じるため、2〜3時間後仰臥位での安静が必要となる。その間は手元にナースコールを置き、異常時や必要時は看護師を呼んでもらうよう説明する。

筋生検

末梢神経生検

- 生検は、疼痛に対する不安を感じやすいので、目的と方法を説明する際に、局所麻酔を行うことを説明する。

その他神経難病

ALS筋萎縮性側索硬化症

　気管切開を行うか否か、患者本人を中心に自宅で介護する家族も含めて選択する時がくるため、初発から疾患の進行に伴い危機理論等を参考にしながら患者の心理変化を探って、家族やキーパーソンを含めた対応を考え実践する必要がある。

〈看護のポイント〉

● 初発時の看護のポイントは、該当検査の項目を参照。

● 診断が確定するまでの不安、恐怖を消失させることはできないが、看護師は患者の気持ちを知ろうとする姿勢で接することが重要である。

● 構音障害の進行と共にコミュニケーションが困難となり、介護者との意思疎通がとりにくくなって、患者・介護者ともにストレスが蓄積する。このような場合には、残存機能を利用できるコミュニケーション機器を使用して、コミュニケーションを図ることとなる。

● 開眼・閉眼が可能な場合、文字盤を用いることが多い。また瞬きや手指の動き、視線入力を用いてパソコンによるコミュニケーションも可能である。しかし、導入には患者自身の意欲とともに、支援者として機器導入の経験がある理学療法士の介入が必要である。使いこなすまで練習が必要で、思うように進まないために患者のモチベーションを保ちにくい。適切な励ましや、休憩を取り入れるなど、看護師も焦らず対応する姿勢が必要である。

知っておこう！

　ALSは、24時間臥床状態となり、体位変換・ポジショニングは大変重要な援助の1つとなる。栄養は経管栄養となりコントロールされている事実はあるが、褥瘡の発生が極端に少ない。テキスト等でも「体動が困難になるにも関わらず皮膚に褥瘡ができにくいことも特徴である」と記載されている。

　臨床では、他の疾患患者と同様に体位変換は2時間ごとを基本としているが、ポジショニングは1mm単位の調整と表現できるほど、微調整が必要で一度の体位変換に十分以上かかることも珍しくない。入院患者7割以上に体位変換が必要な病棟においても、この体位変換は昼夜問わず行われている。褥瘡発生が皆無に等しい原因は未だ解明されていないが、看護の力も貢献している、と思われる。

- 機器は障害者総合支援法生活用具による援助が可能であるので、負担金などについてはシーシャルワーカーに確認する。

パーキンソン病

〈看護のポイント〉

パーキンソン病の治療の1つにリハビリテーションで行うLSVD療法がある。理学療法士と言語訓練士による運動と発声を組み合わせたリハビリテーションの実施によって、患者の動きがスムーズになるプログラムである。

このプログラムを実践するためには、理学療法士及び言語聴覚士それぞれが、研修を受けプログラム実施の資格を取得しなければならない。1日2回実施され、約1週間続ける。

理学療法士や言語聴覚士が病棟に来て実施する場合は、理学療法士による運動（体操）を病棟看護師も参加し、ともに行うことで患者が続けられるよう支援しつつ、患者の動きや表情を観察し、心理面のフォローの必要性を査定しながら、患者の動きの変化を承認する言葉がけを行うなど自己効力感を認識してもらうなどして、LSVD療法の継続、終了につなげる。

ギランバレー症候群

〈看護のポイント〉

- 筋電図の項目参照
- 下肢筋力の低下、歩行困難等の症状が起こるため、検査時は安全に留意して移動の介助などを行う。
- 不安が大きいため、表情や言動を観察し、危機理論等を用いて心理者会的側面を査定し、対応・介入方法を考え支援する。

重症筋無力症

〈看護のポイント〉

- 血液検査については該当項目参照のこと。
- 末梢の運動神経の電気刺激（連続刺激試験）を繰り返すと運動反応の振幅が低下するかどうか確認する（漸減減少）。
- 胸部X線撮影・胸部CTによって胸腺の状態（胸腺腫、胸腺過形成）を確認する。

神経疾患

●アイスパック試験：眼瞼を氷で冷やし眼瞼下垂の改善の有無を確認する。冷感刺激が加わるので、不快感がないか確認する。

脳卒中

〈看護のポイント〉

●CT、MRI、MRAの項目参照

くも膜下出血

●突然の激しい頭痛と嘔吐が出現し、受診につながる。発症した瞬間は明確であるため、病歴聴取時にくも膜下出血を疑うことが重要である。また、できるだけ早期に治療を開始するために、緊急検査として頭部CTが行われる。くも膜下出血によって頭蓋内圧亢進症が怒っていないかどうか、意識状態や痙攣の有無も注意して観察する。

●激しい頭痛や嘔吐による危険を回避しながら検査が受けられるよう支援する（吐物による誤嚥・窒息、激しい頭痛によってベッドからの転落など）。

●検査の同意書は本人から受諾不可能な場合があり、その場合は家族から提出を依頼する。

●緊急搬送されるケースが圧倒的に多いため、家族・キーパーソンへの配慮も忘れないようにする。

脳出血

●治療によって止血するまで半日から1日は再出血の危険性が高いので、観察も密に行う必要がある。また、血腫の周囲で脳浮腫が生じるため、症状は約1週間増悪する。

●検査は緊急で行われることが多いので、同意書を忘れずに受諾するとともに、本人や家族に適切な説明や言葉がけを行う。

脳梗塞

●半身麻痺や呂律困難などが生じているので、患者の不安は大きいことが予想できる。意識レベルやバイタルサイン、瞳孔や眼球の動き、麻痺の状態を密に観察し、適切な報告を行いながら、患者・家族への言葉かけを忘れないように努める。

腎臓疾患

糸球体腎炎

　腎糸球体の疾患には、膠原病、血管性病変などで起こる続発性糸球体疾患と、それ以外の原因で起こる原発性糸球体疾患に分けられる。糸球体腎炎については、多くは免疫学的機序によって起こる原発性糸球体疾患と考えられており、WHO分類により分類されている。また、糸球体腎炎の診断には血清生化学検査、腎機能検査、尿一般検査による血尿、蛋白尿の有無に加え、超音波による画像検査や確定診断のために病理組織検査を行う必要がある。

原発性糸球体疾患のWHO分類（一部抜粋）

Ⅰ. 一次性糸球体疾患

A. 微小変化

B. 巣状分節性病変（巣状糸球体腎炎を含む）

C. びまん性糸球体腎炎
  1. 膜性糸球体腎炎（膜性腎症）
  2. 増殖性糸球体腎炎
    a. メサンギウム増殖性腎炎
    b. 管内増殖性糸球体腎炎
    c. 膜性増殖性糸球体腎炎
    d. 管外増殖性糸球体腎炎（半月体形成性、または壊死性糸球体腎炎）
  3. 硬化性糸球体腎炎

D. 分類不能の糸球体腎炎

Ⅱ. 全身性疾患に伴う糸球体腎炎

A. ループス腎炎

B. IgA腎症（Bager病）

C. 紫斑病性腎炎（Henoch-schonlein紫斑病）

D. 抗GBM糸球体腎炎（Goodpasture症候群）

E. 全身性感染症における糸球体病変

腎臓疾患

〈腎機能を反映する生化学検査〉

　腎疾患の主なものとして各種炎症疾患、ネフローゼ症候群、腎不全、尿毒症などがあげられる。これらの疾患のスクリーニングとして、生化学検査、特に尿素窒素（UN）、クレアチニン、尿酸（UA）などの測定に加え、24時間蓄尿検体を用いたクレアチニンクリアランス（Ccr）や血清クレアチニン値あるいはシスタチン値を用いた推算糸球体濾過量（eGFR）など、糸球体の濾過機能を反映する項目も実施される。

腎疾患により変動がある主な血清生化学項目と尿生化学項目

	検査項目	高値	低値
血清	クレアチニン（CRE）	急性糸球体腎炎 慢性糸球体腎炎 ネフローゼ症候群 腎不全	尿崩症、妊娠
	推算糸球体濾過量（eGFR）		慢性腎臓病
	尿酸（UA）	腎不全	尿酸合成の低下 尿酸の排泄亢進
	尿素窒素（UN）	急性糸球体腎炎 慢性糸球体腎炎 ネフローゼ症候群 腎不全	利尿剤使用時
尿	NAG	ネフローゼ症候群 急性腎不全 糸球体腎炎 糖尿病性腎症	臨床的意義は少ない
	アルブミン	糖尿病性腎症 糸球体腎炎	
	アルブミン／クレアチニン比 （A/C比）	糖尿病性腎症 尿路感染 糸球体腎炎 ネフローゼ症候群	
	シスタチンC	腎機能低下	
	クレアチニンクリアランス （Ccr）		種々の腎機能障害、末端肥大症

蛋白尿と血尿

尿蛋白、血尿（潜血）は共に健康診断などで検査され、異常を指摘されることが多く糸球体腎炎では共に陽性となることが多い。軽度の糸球体腎炎では症状がなく尿蛋白と潜血のみが陽性となることがあるので注意が必要である。

尿沈渣

糸球体腎炎では尿沈渣中の変形赤血球や円柱、特に赤血球円柱や白血球円柱の存在が重要とされる。

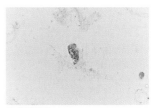

赤血球円柱

腎生検

腎生検は確定診断を目的とし、超音波ガイド下での経皮的針生検が行われる。得られた生検材料はヘマトキシリン・エオジン染色（HE染色）やPAM染色、Azan染色、PAS染色などの特殊染色標本を用いた光学顕微鏡観察の他に蛍光抗体法、電子顕微鏡による観察を主とし、糸球体の観察を行い診断される。

・光学顕微鏡による観察

主にHE染色により、腎組織の全体像を把握し、PAM染色、Azan染色、PAS染色などの特殊染色にて基底膜、メサンギウム領域の異常、線維化の程度を確認する。

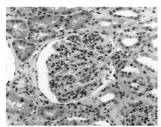

尿細管、糸球体、ボウマン嚢などの
腎組織全体が染色されている
糸球体のHE染色像

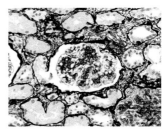

尿細管、糸球体、ボウマン嚢の基底
膜が黒く染色されている
糸球体PAM染色

腎臓疾患

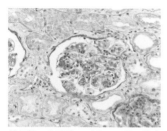

尿細管、糸球体、ボウマン嚢の基底膜が赤紫に染色されている
PAS染色

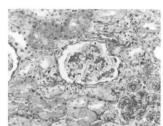

尿細管、糸球体内の線維化部分が青く染色されている
Azan染色

蛍光抗体法

糸球体疾患の分類は光学顕微鏡では観察できない物質を確認することにより確定する疾患が多く存在し、その多くは免疫グロブリンや補体であることから、腎生検の蛍光抗体法では、IgG、IgA、IgM、C3、C1q、C4などの項目を染色することが多く、疾患により染色される部位も異なる。

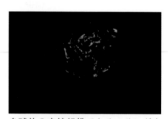

糸球体の支持組織であるメサンギウム領域にIgAが沈着している
IgA腎症の蛍光抗体法

電子顕微鏡による観察

糸球体疾患では高倍率で糸球体を観察することにより、尿細管上皮細胞の足突起の異常や上皮下の沈着物を同定し疾患を推定する。

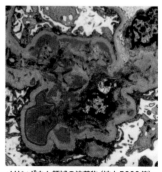

メサンギウム領域の沈着物（拡大5000倍）

腎盂腎炎

　下部尿路感染症からの上行性波及による腎盂、腎杯、腎実質への複合感染症を指し、経過により急性と慢性、基礎疾患の有無により、単純性と複雑性に分類される。急性単純性腎盂腎炎の原因菌として大腸菌が多くみられる。

　腎盂腎炎では血液検査、尿検査に加え、原因菌の確定の為、尿の細菌培養検査が必要となる。

腎盂腎炎における主な検査項目と変化

	検査項目	検査値
血液検査	白血球数（WBC）	上昇
	CRP	上昇
尿肉眼所見	膿尿	＋
尿沈渣所見	細菌尿	＋
	白血球	＋
	白血球円柱	＋
	顆粒円柱	＋

腎癌

　腎臓に発生する全腫瘍のうち8割程度が腎細胞癌であり、確定診断は超音波、腹部CT、血管造影などの画像診断や、尿細胞診などで行われるが、尿中への癌細胞の出現は必ずしも高くはないため画像診断を主として検査が行われる。また、腎細胞癌は病理診断にて細胞型により10型に分類される。

〈腎癌での検査値の変動〉

　血液検査は全身の状態を把握するのが目的であり、下図のような変化がみられる。また、腎癌に対する腫瘍マーカーは現在のところ存在しない。

腎癌における検査値の変動

検査項目	検査値
CRP	高値
総蛋白	低値
LD (LDH)	高値
Ca	高値
ALP	高値
血小板数	減少
赤沈 (赤血球沈降速度)	亢進

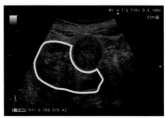

腎臓 (黄枠) に境界明瞭だが内部エコーが不均一な腫瘤 (赤枠) を認める
超音波検査における腎癌の画像

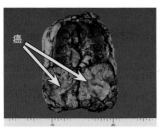
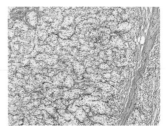

淡明細胞癌の肉眼像とHE染色による組織像

腎性貧血

　腎臓には赤血球の生成を促進するエリスロポエチン (EPO) を産生する。腎機能低下によりEPOの産生が低下することにより貧血が進行することがある。

〈腎性貧血の特徴〉

　貧血は正球性正色素性貧血

　貧血であるにもかかわらず血中EPOが正常〜低値を示す

PSP試験

- 検査の目的や方法を説明する。採尿時間を記載したものを用いて説明すると理解しやすい。
- 利尿薬を使用している場合は医師に確認し前日から中止する。
- コーヒー、紅茶、茶など利尿作用のあるものは禁止する。
- 500mLの水を飲むのは尿量を多くするためであり、冷水が飲みにくい場合はぬるま湯でもよい。
- PSP試薬1 mLを正確に静脈注射する。
- 試薬による副作用に留意する。
- 採尿は全量行う。1回量が多い場合はあらかじめ予備の採尿コップを準備する。
- PSP試薬により尿が赤くなることを説明しておく。
- 15分後の尿が重要視されるため排尿がない場合は必要に応じて導尿をする。15分・30分・60分・120分まで確実に続ける。
- 高齢者や身体の不自由な患者には採尿時間に必ず声をかけ介助する。
- 時間ごと採尿を確認し検査室へ届ける。

第3章

臨床で役立つ
検査値の見方と看護

急性心筋梗塞

　急性心筋梗塞とは、虚血性心疾患のなかで、冠動脈が狭窄・閉塞し血行障害をきたし、心筋の虚血が一定時間持続し、心筋が壊死に陥る状態のことをいう。

　冠動脈閉塞は、冠動脈の粥状動脈硬化巣が破綻して、血栓が形成され、内腔が閉塞することが原因であることが多い。強い胸痛で発症し、進行すると致死性不整脈や心不全、心破裂などに移行し死に至る疾患である。危険因子は高血圧、糖尿病、喫煙、脂質異常症、肥満などである。

　臨床所見としては、胸部症状は多くの症例でみられ、心窩部を中心とした強い胸痛・絞扼感・圧迫感を訴える。ニトログリセリンは無効で、30分以上持続する。疼痛は左肩・左上肢・頸部・顎に放散することもあり、しばしば冷汗・脱力感・呼吸困難・悪心・嘔吐を伴う。糖尿病患者や高齢者では無痛性のこともある。

〈急性心筋梗塞の検査〉

心電図

　心筋梗塞の心電図では、特徴的な所見が示され、通常、定型的な経過で変化する。各病期や梗塞部位により変化するため、心筋梗塞の診断の他、梗塞発現部位、範囲、経過などを臨床的に判定することができる。

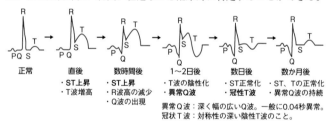

	正常	直後	数時間後	1～2日後	数日後	数か月後
		・ST上昇	・ST上昇	・T波の陰性化	・ST正常化	・ST、Tの正常化
		・T波増高	・R波高の減少	・異常Q波	・冠性T波	・異常Q波の持続
			・Q波の出現			

異常Q波：深く幅の広いQ波。一般に0.04秒異常。
冠状T波：対称性の深い陰性T波のこと。

　発症直後では、一般にST上昇を示し、その後ST上昇の軽減と共に異常Q波が出現する。それとともにSTの終わりの部分が陰性化して、やがて対称性の深い陰性T波である冠性T波が出現する。

　梗塞の発作直後では、心電図はほぼ正常かT波の増高を認めるだけのことがあり、経時的に心電図をとる必要がある。梗塞部位の診断は、ST-T変化、異常Q波の出現する誘導により診断する。

梗塞部位と心電図の変化

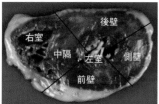

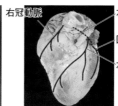

梗塞部位	梗塞波形が出現する誘導												主な閉塞枝
	I	II	III	aVR	aVL	aVF	V₁	V₂	V₃	V₄	V₅	V₆	
前壁中隔							○	○	○	○			左前下行枝 (LAD)
前壁									○	○			左前下行枝
広範前壁	○				○		○	○	○	○	○	(○)	左前下行枝
側壁	○				○						○	○	左前下行枝 左回旋枝 (LCX)
高位側壁	○				○								左前下行枝 左回旋枝
前側壁	○				○					○	○	○	左前下行枝
下壁		○	○			○							右冠動脈 (RCA)
純後壁							ST下降 R波増高 T波増高						左回旋枝 右冠動脈

梗塞波形：異常Q波、ST上昇、冠性T波が見られる

147

血液検査

　心筋梗塞により壊死に陥った心筋細胞から血液中に逸脱して増える物質を心筋マーカーといい、これらを検出することにより早期発見、対応が可能である。

心臓型脂肪酸結合蛋白 (H-FABP)

　主に心筋細胞脂質に局在するため、心筋に対する特異性が高く、超急性期心筋梗塞時でも他の心筋マーカーよりも先駆けて上昇する。

ミオグロビン (Mb)

　筋細胞の崩壊により迅速に血中に逸脱するため、筋肉損傷の早期診断に有用である。心筋障害時、速やかに上昇するが骨格筋障害などでも高値になる。

心筋トロポニン (トロポニンT、トロポニンI)

　トロポニンT (TropT)、トロポニンI (TropI) は高い心筋特異性を有し、異常値を示す期間も長い。心筋梗塞の発症直後では異常値を示さないことや、心筋梗塞以外の心筋傷害で異常値を認めることがある。

クレアチンキナーゼ (CK)

　心筋や骨格筋の障害で上昇する。ASTやLDよりも早く著しい増加を示す。

クレアチンキナーゼMB (CK-MB)

　CKのアイソザイムの1つ。CK-MBは心筋細胞質に存在するため、心筋傷害の指標となり、梗塞量の推定にも用いられる。

心筋ミオシン軽鎖

　ミオシンは筋原線維を構成する蛋白で、分子量が小さいので細胞外に逸脱しやすく、血中で安定なことから心筋傷害の指標となる。血中半減期が短いため、梗塞の大きさの評価に用いられる。

アスパラギン酸アミノトランスフェラーゼ (AST)

　ASTは心筋、肝臓、赤血球内に存在する酵素で、これらの細胞の破壊や壊死により上昇する。AST/ALT比が5以上のときは心筋梗塞を疑う。

乳酸脱水素酵素〔LD (LDH)〕

　LDはほとんどの組織に存在するため、細胞の損傷により上昇する。LDだけでは疾患による特異性は低く、LD/AST比が6〜30を示すと心筋梗塞が疑われる。

　心筋に多く存在するアイソザイム (LD1) があり、心筋の障害を反映

し増加する。

AMIにおける血中H-FABP、CK-MB、Mb、トロポニンの経時的変化

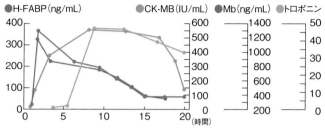

●H-FABP（ng/mL）　　　●CK-MB（IU/mL）　●Mb（ng/mL）　●トロポニン

心筋マーカー

	上昇出現時間	ピーク時間	上昇持続日数	基準値
H-FABP	0.5〜3.0	0.5〜10	0.5〜3.0	6.2 ng/mL以下、陰性（定性）
ミオグロビン	0.5〜3.0	6〜10	0.5〜3.0	60 ng/mL以下
トロポニン（TropI/TropT）	3.0〜10.0	12〜18	7.0〜20.0	Trop I：0.5ng/mL未満 Trop T：0.1ng/mL以下
CK-MB	3.0〜5.0	12〜24	3.0〜5.0	5.0 ng/mL以下
CK	3.0〜5.0	12〜24	3.0〜5.0	男性：59〜248U/L 女性：41〜153U/L
心筋ミオシン軽鎖	3.0〜4.0	12〜24	7.0〜15.0	2.5 ng/mL以下
AST	4.0〜6.0	12〜30	3.0〜5.0	13〜30U/L
LD（LDH）	6.0〜10.0	24〜60	6.0〜15.0	124〜222U/L
白血球数	2.0〜3.0	5〜10	7	3.3〜8.6 $10^3/\mu$L
CRP	12〜24	48〜72	21〜28	0.00〜0.14 mg/dL

心エコー

　心筋に虚血が生じると、速やかに心筋壁運動異常が起こり、この範囲から梗塞部位の診断や責任冠動脈の推測などが可能である。急性期における壁運動異常と壁厚の変化は、心電図のST-T変化よりも先行してみ

られるため、診断に有用である。後壁、側壁、右室梗塞などの心電図での診断が難しい症例にも有用である。

　また、時間の経過とともに、梗塞部位での内壁の輝度増強や壊死に伴う壁厚減少がみられるため、心筋虚血が急性期か慢性期かもある程度診断可能である。

胸部X腺検査

　鑑別診断や重症度評価のため行う。心拡大・肺鬱血・肺水腫・胸水の貯留の有無を評価する。

☑ 急性心筋梗塞 ▶ **看護のポイント**

〈看護のポイント〉
- 初期治療に対する看護
  - M：モルヒネ、ニトログリセリン投与後の改善しない強い胸痛に対して考慮
  - O：酸素投与開始、低酸素血症、呼吸不全、心不全時に使用
  - N：亜硝酸薬、胸痛の改善および高血圧症と心不全の加療に使用
  - A：抗血小板薬、高用量（162〜325mg）のアスピリンを初期投与量として開始。ステントを留置する症例においては、DAPT療法としてクロピドグレルもしくはプラスグレルをローディング量で併用投与。
- ヘパリン、スタチンを開始
- 心臓カテーテル検査・治療の看護（心臓カテーテル検査　参照）
- 心臓カテーテル検査・治療後の看護
  - ・安静、鎮静、不安の除去
  - ・酸素投与
  - ・薬物療法（抗不整脈薬、硝酸薬、抗凝固薬）
  - ・心臓リハビリテーション
  - ・合併症（心不全、不整脈、心破裂、心膜炎、心室瘤、心室内血栓）に対する治療と看護

●痛みの表し方：NRS（numeric rating scale）数値評価スケール

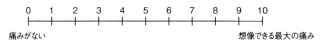

●心筋梗塞で訴える痛みの部位

　胸の中央部が締めつけられる症状が最も多くみられる。また、左胸部、喉、下顎、胸背部（肩甲骨下部）、肩、前額、後頭部、心窩部に痛みを感じる場合もある。さらに、左肩から肘部、時には前腕にまで痛みが生じる場合もあり、激痛や締めつけられるような感覚、圧迫感などの症状が現れる。

　しかし、無症候性心筋虚血（Silent Myocardial Ischemia）といって、重度の冠動脈狭窄があるにも拘わらず、全く痛みなどの症状がないこともある。

慢性閉塞性肺疾患（COPD）

　慢性閉塞性肺疾患（chronic obstructive pulmonary disease；COPD）は、**肺気腫**（pulmonary emphysema）や**慢性気管支炎**（chronic bronchitis）に分けられていた疾患を統一したものであり、気管支の炎症による壁の肥厚や分泌物（痰）の増加による気道の狭窄が起こり（→慢性気管支炎への移行）、また肺胞壁の破壊（→肺気腫への移行）を認める。

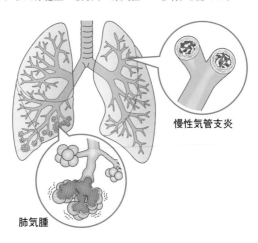

慢性気管支炎

肺気腫

〈慢性閉塞性肺疾患の症状〉

　咳や痰が増えるような症状に始まり、進行すると労作時の息切れや運動時の息苦しさを感じる。さらに進行した状態では呼吸不全を生じ、また動脈硬化や虚血性心疾患および骨粗鬆症などの疾患を続発する。

〈慢性閉塞性肺疾患の原因〉

　最大の原因（90％以上）は喫煙と考えられている（喫煙者の副流煙によるも受動喫煙も原因となる）。そのほか、大気汚染物質、職業上の粉塵、遺伝的な要因なども原因となり得る。

〈慢性閉塞性肺疾患の検査〉

①呼吸機能検査（スパイロメーターを用いた検査：スパイロ検査）

　スパイロメーターという機器を用いて、肺活量や気道の通りやすさを調べる検査である。具体的には努力肺活量（FVC）（息を思い切り吸った

後に強く吐き出した息の量）と１秒率〔FEV1%（１秒量（息を吐き出す時の最初の１秒間に吐き出す息の量（FEV1）を努力肺活量で割った値（%）〕で判定され、１秒率が70%未満で慢性閉塞性肺疾患（COPD）と診断される。

②胸部Ｘ線検査

　肺の過膨張を示唆する所見をみる。

③胸部CT検査

　気腫性陰影〔肺野の低呼吸域（LAA）〕、気道の肥厚

④血中酸素飽和度、動脈血ガス分析

　低酸素状態の有無を調べる。

第3章　臨床で役立つ検査値の見方と看護　慢性閉塞性肺疾患（COPD）

〈慢性閉塞性肺疾患の病気分類〉

　Ⅰ期 ― 軽度の気流閉塞 ――― FEV1% ≧ 80%

　Ⅱ期 ― 中等度の気流閉塞 ―― 50% ≦ FEV1% < 80%

　Ⅲ期 ― 高度の気流閉塞 ――― 30% ≦ FEV1% < 50%

　Ⅳ期 ― 極めて高度の気流閉塞 ― FEV1% < 30%

〈慢性閉塞性肺疾患の治療〉

　①禁煙

　②抗コリン薬の吸入

　③β２刺激薬投与

　④ステロイド投与

　⑤酸素療法 ― 在宅酸素療法による低酸素血症の改善

　⑥呼吸リハビリテーション療法

1）口すぼめ呼吸

　口を閉じて鼻から息を吸う　→　口をすぼめて、息を吸うときの２倍程度の時間をかけるようにゆっくりと息を吐く。

2）腹式呼吸

　仰向けに横たわり、左手を胸に、右手を腹にのせ、口すぼめ呼吸の要領で息を吸うときにおなかを膨らませるようにする。

慢性閉塞性肺疾患（COPD）

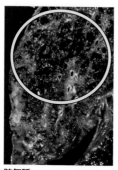

肺気腫

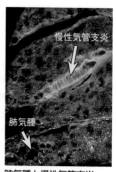

肺気腫と慢性気管支炎

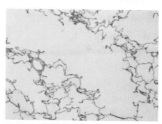

肺気腫の組織像（気腔の拡大）

〈合併症と併発症〉

　重症化肺炎、気管支喘息、間質性肺炎、肺癌、気胸、心・血管障害（狭心症、不整脈、心不全）、糖尿病、栄養障害、骨粗鬆症

✓ 慢性閉塞性肺疾患（COPD）▸ **看護のポイント**

〈検査の流れとアセスメント〉

呼吸困難を訴えている場合

- パルスオキシメーターで経皮的酸素飽和度を（SPO₂）を測定する。
- 動脈血液ガス分析で低酸素血症や高二酸化炭素血症の有無を調べる。
- 呼吸管理を行いながら胸部X線検査や胸部CT検査を行う。
- 急性増悪の場合、感染症を疑い血液検査（WBC、CRP）を行う。

● 症状が安定してから：気管支拡張薬投与後のスパイロメトリーを行う。

〈看護のポイント〉

● 初期加療として酸素投与と薬物療法のABC（Antibiotics；抗菌薬・Bronchodilators；気管支拡張薬・Corticosteroids；ステロイド）を行う。

● 酸素投与は、SpO_2 88～92％またはPaO_2 55～60mmHgを保つように調整する。COPD患者への酸素投与は、CO_2ナルコーシスを引き起こす可能性があるので医師へ投与量の確認と投与後の観察を行う。

  ＊CO_2ナルコーシスの症状：頻脈、発汗、頭痛、血圧上昇、意識障害

● 入院後は、初期加療の内容を継続しつつ呼吸状態を中心に観察を継続する。薬物療法にかかわらず呼吸性アシドーシスや高二酸化炭素血症、呼吸補助筋や奇異性呼吸を伴う高度な呼吸困難、呼吸回数25回／分以上は、早期にNPPV（非侵襲的陽圧換気）を導入する。また、重篤な呼吸不全や酸素投与や薬物療法に反応しない症例においては人工呼吸療法を考慮する。

● 退院前

　・ベースのSpO_2・PaO_2値を確認する。

　・今後の増悪時における人工呼吸療法について患者と検討し、記録に残す。

　・適切な吸入方法の説明

　・禁煙指導

　・インフルエンザワクチンや肺炎球菌ワクチンの接種の指導

　・安静時、睡眠時もしくは労作時にSpO_2 88％（PaO_2 55mmHg）以下はHOTを考慮する。

　・酸素流量はSpO_2 90～92％またはPaO_2 60～65mmHgを目標として調節する。

　・呼吸リハビリテーションの継続

　・SpO_2は、装着する前に、指先の汚れやマニキュアは取り除く。指先が冷たい（循環が悪い）と正確な値が示されないことがあるため、測定する指を変更したり温めたりする。

　・記録は、酸素を投与していない状態なのか、何Lの酸素をどのように投与しているのかも記載する。

ネフローゼ症候群

　ネフローゼ症候群とは、尿中に大量の蛋白が出ることにより、低蛋白血症や浮腫、脂質異常などをきたす腎臓疾患群のことをいう。原因不明の糸球体病変による一次性（原発性）ネフローゼ症候群と、糖尿病や全身性エリテマトーデス、アミロイドーシスなどの疾患により引き起こされる二次性（続発性）ネフローゼ症候群に分類される。

　腎臓の糸球体での蛋白の膜透過性亢進や、近位尿細管でのアルブミン再吸収能低下などが原因とされ、一次性の割合が多い（約70%）といわれているが、近年は糖尿病性腎症に起因するものが増えつつある。原疾患により治療や経過も異なるため、原疾患の同定が重要なポイントとなる。

一次性ネフローゼ症候群（原発性糸球体疾患）
・微小糸球体変化型ネフローゼ症候群
・膜性腎症
・膜性増殖性糸球体腎炎
・巣状分節性糸球体硬化症　　など

二次性ネフローゼ症候群（続発性糸球体疾患）
・自己免疫性疾患：ループス腎炎、紫斑病性腎症、血管炎
・代謝性疾患：糖尿病性腎症、リポ蛋白腎症
・アミロイド腎症
・高血圧
・感染症：溶連菌、ブドウ球菌、HBV、HCV、パルボウイルスB19、梅毒、寄生虫（マラリア）感染　　など
・腫瘍性疾患：多発性骨髄腫、悪性リンパ腫、癌　　など
・アレルギー・過敏性疾患
・薬剤性：抗リウマチ薬、非ステロイド性消炎鎮痛薬　　など
・遺伝性疾患：Alport症候群、Fabry病　　など

〈ネフローゼ症候群の症状〉
　初期は症状も現れにくく、健康診断の尿検査で判明することもある。尿に混じる蛋白質で尿が泡立ち気づく場合もあるが、手足やまぶた・顔のむくみ、時に全身の浮腫が起こり、急激な体重増加が見られる時には、ネフローゼ症候群を疑う。小児に多い微小糸球体変化型では腎機能は正常に保たれることが多いが、増殖性糸球体腎炎や巣状分節性糸球体硬化

症では進行すると腎機能低下ののち腎不全となり、透析治療が必要となったり、脳梗塞や心不全などのリスクも高まるため、早期発見と早期治療が重要となる。

〈ネフローゼ症候群の診断基準〉

1	**蛋白尿**；3.5g/日以上が持続する。（随時尿において尿蛋白/尿クレアチニン比が3.5g/gCr以上の場合もこれに準ずる）
2	**低アルブミン血症**；血清アルブミン値3.0g/dL以下。血清総蛋白量6.0g/dL以下も参考になる。
3	**浮腫**
4	**脂質異常症**（高LDLコレステロール血症）

注1）上記の尿蛋白量、低アルブミン血症（低蛋白血症）の両所見を認めることが本症候群の診断の必須条件である。
注2）浮腫は本症候群の必須条件でないが、重要な所見である。
注3）脂質異常症は本症候群の必須条件でない。
注4）卵円形脂肪体は本症候群の診断の参考となる。
（平成22年厚生労働省難治性疾患克服研究事業進行性腎障害に関する調査研究班）

〈ネフローゼ症候群の検査〉

尿一般検査

①尿定性

・蛋白：3（＋）以上の尿蛋白を認める場合は、本症候群を疑い蓄尿検査などの定量的検査を行う。

・潜血：蛋白尿の程度とともに，潜血陽性反応がある場合は基礎疾患の推定に重要な参考となる。

②尿沈渣・尿中有形成分

　尿沈渣中の赤血球数や糸球体性（変形）赤血球の有無を評価する。脂肪化した尿細管上皮細胞や、脂肪を取り込んだ大食細胞が由来の卵円形脂肪体や脂肪円柱の出現も重要な所見となる。

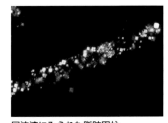

尿沈渣にみられた脂肪円柱

③蓄尿蛋白量

　尿を1日（24時間）蓄尿して尿蛋白量を測定する。3.5g/日以上が持続することが、診断の必須条件となっている。

ネフローゼ症候群

　正確な蓄尿が出来ない場合には、随時尿の尿蛋白／尿クレアチン比（g/gCr）で代用され、3.5g/gCr以上が目安となる。

生化学的検査

①血清アルブミン

　3.0g/dL以下の低アルブミン血症であることが、診断の必須条件となっている。

②血清総蛋白

　6.0g/dL以下の場合は参考となる。

③総コレステロール、LDLコレステロール、中性脂肪

　低アルブミン血症により代謝性に肝臓のリポ蛋白合成が亢進し、低比重リポ蛋白（LDL）と超低比重リポ蛋白（VLDL）合成もさかんになるため、総コレステロール、LDLコレステロール、中性脂肪などが**上昇**する。

　高比重リポ蛋白（HDL）は尿中に漏れ出るため、血中濃度は減少する。

④血清クレアチニン

　腎機能障害や腎実質障害により、血清クレアチニン値の**上昇**（eGFR、Ccrの低下）を認めることがある。障害の程度や種類によって対処法や予後も異なるため、参考にする。

⑤尿浸透圧、尿中Na濃度

　急性腎障害の際の鑑別診断に必要である。尿浸透圧は尿中の代謝老廃物（尿素、クレアチニンなど）とNaにより変動する。低アルブミン血症による間質への水分漏出により引き起こされる体内への水分・Na貯留のため、尿浸透圧や尿中Na濃度は**低値**となる。

⑥血糖

　糖尿病性腎症による場合には**高値**となるので、チェックが必要である。

凝固検査

　肝臓の蛋白合成亢進により凝固因子（Ⅴ、Ⅶ、Ⅷ、Ⅹ、フィブリノゲンなど）が**増加**する半面、抗凝固因子（AT、プロテインS）や線溶系蛋白（プラスミノーゲン）は尿中に漏出し**減少**する。そのため、凝固促進状態となり血栓や塞栓症のリスクが上がるので、注意が必要である。

免疫学的検査

　二次性ネフローゼ症候群の原因疾患に多い全身性エリテマトーデス

(SLE) や結節性多発動脈炎，ANCA関連血管炎やWegener肉芽腫症，関節リウマチに伴うアミロイドーシス、膠原病などについて、臨床症状に応じた検索を行う。多発性骨髄腫などの異常蛋白症との鑑別には、尿蛋白や血清蛋白の免疫電気泳動が必要となる。

画像診断

・胸部X線検査

　胸水・心嚢水や体液量の評価，肺野の異常影の有無を確認する。

・腹部超音波，腹部CT検査

　腎生検の実施前検査としても腎臓の画像情報を確認する。

診断に必要な代表的な検査一覧

項目		測定値など	基準値
尿定性	蛋白	(3＋) 以上	(−)
	潜血	陽性	(−)
蓄尿蛋白量	1日 (24時間)	3.5g/日以上が持続	2～20mg/日
尿蛋白/尿クレアチン比	随時尿	3.5g/gCr以上	10mg/gCr以下
尿沈渣・尿中有形成分	赤血球	糸球体型 (変形) 赤血球	検出せず
	卵円形脂肪体	脂肪化した尿細管上皮細胞や脂肪貪食した大食細胞由来といわれる	
	脂肪円柱	脂肪顆粒や卵円形脂肪体を封入した円柱	
生化学的検査	血清アルブミン	3.0g/dL以下	4.1～5.0g/dL
	血清総蛋白	6.0g/dL以下	6.6～8.1g/dL
	LDLコレステロール	高値	65～163mg/dL
	血糖	糖尿病性腎症の場合高値	73～109mg/dL
凝固系検査	フィブリノーゲン	高値	200～400mg/dL
	アンチトロンビン	低値	80～120%
病理細胞診	腎生検	糸球体病変の確定診断	

赤字：JCCLS共用基準範囲

ネフローゼ症候群

腎生検（病理組織診）

　原因疾患により治療法や予後が大きく異なるため、全身状態やその他の禁忌事項を確認のうえ、明らかな糖尿病性腎症などを除いて経皮的針生検を行い、糸球体病変の病理診断の後、治療方針を決定する。

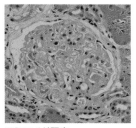
アミロイド腎症

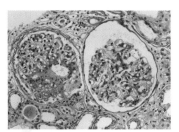
腎糸球体（巣状分節性糸球体硬化症）

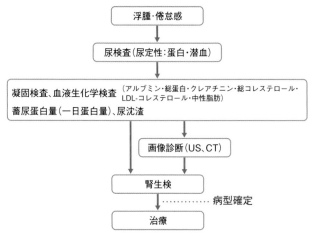
ネフローゼ症候群の検査と診断

160

〈ネフローゼ症候群の治療〉

　基礎疾患の有無やネフローゼに伴って出現する症状により治療は異なるが、入院安静にし、食事療法や薬物療法が主体となる。急性腎不全を呈した場合には透析療法を行うこともある。

①ステロイド投与（一次性ネフローゼ症候群）

②基礎疾患の治療（二次性ネフローゼ症候群）

③食事療法－水分や塩分、蛋白摂取量の制限

④利尿薬投与－むくみの改善

⑤抗高脂血症薬投与－高脂血症合併がある場合

⑥抗凝固薬投与－血栓塞栓症の予防

☑ ネフローゼ症候群 ▶ **看護のポイント**

〈検査の流れとアセスメント〉

● 血算、腎機能、電解質、尿検査、胸部X線、心電図、腹部超音波を行う。

〈看護のポイント〉

● バイタルサインより、体液貯留による高血圧や呼吸不全の可能性もあり症状に応じた看護を行う。

● 尿毒症を示唆する意識障害や四肢の振戦の有無を確認する。

● 四肢の圧痕性浮腫の有無を確認する。

● ステロイド加療に伴う援助を行う。

● 腎機能、尿量、電解質、体液バランスを毎日評価する。

● 必要に応じて栄養指導を患者および家族に提供し自宅での食事内容について確認する。

糖尿病

　糖尿病患者数は、過去最多の328.5万人（2017年）に及ぶ国民的疾患である。血液中にブドウ糖（グルコース）濃度が持続的に高値を示すが、初期の段階では症状が現れにくい。血糖が上昇すると膵臓のランゲルハンス島β細胞から分泌されるインスリンによって正常値に抑えられる。ところがインスリンが分泌されない（1型糖尿病）やインスリンの分泌低下あるいはインスリンの感受性低下（2型糖尿病）などにより血糖値は上昇し治療をせず長期間放置するとさまざまな合併症を引き起こす。

　代表的な合併症は、糖尿病性網膜症、糖尿病性腎症、糖尿病性神経障害である。

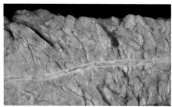
膵臓の肉眼像

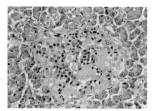
ランゲルハンス島の組織像

〈糖尿病の分類〉

1型糖尿病

　膵β細胞の破壊、通常は絶対的インスリン欠乏である。小児から思春期での発症が多い。治療は主にインスリン療法。

2型糖尿病

　インスリン分泌低下を主体とするものと、インスリン抵抗性が主体で、それにインスリンの相対的不足を伴うものがある。中高年や肥満に多く発症する。

　その他の特定の機序、疾患によるもの妊娠糖尿病がある。

〈糖尿病の検査〉

①血糖（BS、GLU）および75gブドウ糖負荷試験（OGTT：oral glucose tolerance test）

	血糖測定時間			判定区分
	空腹時		負荷後2時間	
血糖値 (静脈血漿値)	126mg/dL 以上	または	200mg/dL 以上	糖尿病型
	糖尿病型にも正常型にも属さないもの			境界型
	110mg/dL 未満	および	140mg/dL 未満	正常型

　血糖とは血中の糖質で通常ブドウ糖が主成分である。空腹時血糖は通常、10時間以上の絶食後測定する。血糖は糖尿病患者のコントロール指標として最も基本的な検査である。

基準値▶ 70～109mg/dL

　まず空腹時血糖を測定し正常型（110mg/dL 未満）と糖尿病型（126/dL 以上）を判定し、境界型についてOGTTを行う。自覚症状の明らかな高血糖はさらなる高血糖を引き起こし、有害なためOGTTを行なわず境界型についてOGTTを行い糖尿病型、境界型の判定をする。

②尿糖

　腎臓に運ばれたブドウ糖は糸球体で濾過され、尿細管でそのほとんどが再吸収される。尿中に糖が排泄されるのは、血液中の糖濃度が160～180mg/dLを超えてからで、この値を腎の排泄閾値と呼ぶ。血糖値が正常域にもかかわらず尿糖が陽性の場合を腎性糖尿と呼ぶ。血糖より有利な点は、採血の痛みがなく試験紙で簡単に測定できる。

基準値▶尿定性　食前尿 (ー)

③グリコヘモグロビン（HbA1c）（糖化ヘモグロビン）

　赤血球中の血色素（ヘモグロビン）という蛋白質にブドウ糖が結合（糖化ヘモグロビン）したものを呼ぶ。赤血球の寿命（120日）であり半減期が2か月となることから、HbA1cは過去1～2か月間の平均血糖を表すとされている。

基準値▶ 4.3～5.8% (JDS)、 4.6～6.2% (NGSP)

④グリコアルブミン (糖化アルブミン)

　グルコースがアルブミンと結合したもので、過去2週間のコントロール状態を反映する。半減期がHbA1cより短いので薬物療法の効果をみるのに有用である。

基準値▶ 11～16%

　アルブミンの半減期に影響する疾患→ネフローゼ症候群、肝硬変

⑤フルクトサミン

　グルコースが血漿蛋白と結合したもので、過去2週間のコントロール状態を反映する。

基準値▶ 205～285μmol/L

⑥1,5AG（1,5アンヒドログルシトール）

　1,5AGは、グルコースと似た構造をもち、腎尿細管でその99％が再吸収される。食後高血糖状態では再吸収が阻害され、血中濃度が低下する。過去10日間程度の短期間の血糖の変化を知ることができる。

基準値▶ 14μg/mL 以上

⑦尿ケトン体

　ケトン体とは、アセト酢酸、β－ヒドロキシ酪酸、アセトンの総称で、糖質の不足などで糖代謝障害が起きると代替エネルギーとして脂肪組織から脂肪酸が利用され肝臓で分解産生される。飢餓、激しい嘔吐、糖尿病ケトアシドーシスの際に強陽性になる。

基準値▶（－）

⑧インスリン（IRI：immunoreactive insulin）

　膵β細胞より合成される。主な作用は肝にてグリコーゲンの合成や貯蔵、筋肉での蛋白やグリコーゲンの合成、脂肪組織でのトリグリセリド貯蔵の促進、血中ではグルコースを組織に取り込む働きがある。

基準値▶ 3.0～15.0μU/mL（CLIA）

⑨C－ペプチド

　C－ペプチドは、膵臓のβ細胞でプロインスリンからインスリンとC－ペプチドが同じ比率で作られて血中に分泌される。インスリンは体内で消費されるが、C－ペプチドは分解されず尿中に排泄される。そのため、血中C－ペプチドを測定することでインスリンの分泌量が推測される。

基準値▶血清：0.8～2.5ng/mL、尿：22.8～155.2μg/day（ECLIA）

⑩グルカゴン（IRG Immunoreactive glucagon）

　膵グルカゴンは膵ランゲルハンス島α細胞から分泌されるペプチドホルモンで、血糖値を上昇させる作用があり、糖代謝に重要な役割をもっ

ている。糖尿病の病態把握のためにも検査される。

基準値▶ 71〜174pg/mL

〈糖尿病の合併症（慢性合併症）の検査〉

　糖尿病の血糖コントロール不適切な状態で、5年、10年放置するとさまざまな合併症を引き起こし、生活の質（QOL）の低下をまねく。特に三大合併症はすべて細小血管症によるものである。

糖尿病性網膜症

　網膜は、高血糖の影響で点状出血、細小血管のこぶあるいは血管の新生などの症状が現れ最悪の場合失明する。

　実施する検査：精密眼底検査

糖尿病性腎症

　腎糸球体は細小血管の集合体で、血液中の老廃物の濾過をする。高血糖の影響でその細小血管障害により濾過が不十分となる。最悪の場合人工透析が必要になり多大な時間を要し生活の質（QOL）の低下をまねく。

実施する検査：尿中微量アルブミン、eGFR

糖尿病性神経障害

　細小血管症が四肢に現れると、末梢神経細胞に酸素と栄養の不足により神経障害による疼痛が現れる。特に足の痛みに伴う冷えやしびれが起こり、さらに進行すると感覚が鈍くなりケガや火傷、靴擦れに気づかず化膿、潰瘍、壊疽を伴う。　最悪の場合、四肢の切断（アンプテーション、アンプタ）に至る。

実施する検査：腱反射、感覚系機能検査、神経伝導速度検査、自律神経
**　機能検査**

血管障害（虚血性心疾患、脳血管障害）

　糖尿病の動脈硬化は、石灰沈着を起こしやすく虚血性心疾患、脳血管障害を合併する。

実施する検査：心電図、心エコー、脳CT

〈糖尿病性昏睡（急性合併症）の検査〉

　糖尿病性昏睡は、生命の危険を伴う為適切な処置を直ちに行う必要がある。

高血糖に起因するアシドーシス：

糖尿病

1）ケトアシドーシス　　　　　　　血糖、遊離脂肪酸（FFA）で高値、
　　　　　　　　　　　　　　　　　ケトン体陽性　1型糖尿病
2）高浸透圧非ケトアシドーシス　　血糖、浸透圧が著しい高値、
　　　　　　　　　　　　　　　　　BUN高値　Ⅱ型糖尿病

乳酸アシドーシス：FFA、乳酸が高値

低血糖に起因する昏睡

　経口糖尿病薬や1型糖尿病の患者でインスリン自己注射を打っている
場合は低血糖に陥りやすい。血糖が低値

糖尿病の合併症と検査のまとめ

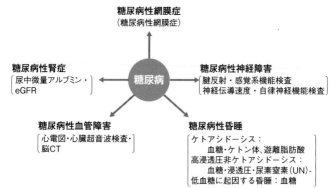

糖尿病性網膜症
（糖尿病性網膜症）

糖尿病性腎症
［尿中微量アルブミン・
eGFR

糖尿病

糖尿病性神経障害
［腱反射・感覚系機能検査
神経伝導速度・自律神経機能検査］

糖尿病性血管障害
［心電図・心臓超音波検査・
脳CT］

糖尿病性昏睡
［ケトアシドーシス：
　　血糖・ケトン体、遊離脂肪酸
高浸透圧非ケトアシドーシス：
　　血糖・浸透圧・尿素窒素（UN）・
低血糖に起因する昏睡：血糖

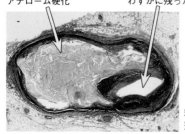

アテローム硬化　　　　　　わずかに残った血管内腔

糖尿病性血管障害：
冠動脈狭窄の組織像

糖尿病の検査一覧

項目	基準値
グルコース	空腹時：70〜109mg/dL
75gブドウ糖負荷試験（OGTT）	負荷後2時間：140mg/dL未満
尿糖	定性：（−） 定量：40〜85mg/day
グリコヘモグロビン	4.6〜6.2%（NGSP） 4.3〜5.8%（JDS）
グリコアルブミン	11〜16%
フルクトサミン	205〜285μmol/L
1,5AG（1,5アンヒドログルシトール）	14μg/mL以上
尿ケトン体	（−）
インスリン	3.0〜15.0μU/mL（CLIA）
C−ペプチド	血清：0.8〜2.5ng/mL、 尿 ：22.8〜155.2μg/day（ECLIA）
グルカゴン	71〜174pg/mL

 糖尿病 ▶ **看護のポイント**

〈看護のポイント〉

血糖異常時の観察と対応

①低血糖　70以下

　低血糖時で最初に起こるのは、動機、振戦、発汗などの症状である。低血糖が進むと眠気、生あくび、倦怠感がみられ、さらに進行すると意識障害、昏睡に至る。低血糖が疑われたときは積極的に血糖測定を行う。経口摂取可能な場合で誤嚥の危険性がない場合は、ブドウ糖10gを経口摂取させる。ブドウ糖10gで血糖値は約50mg/dL上昇する。経口摂取できない場合は医師の指示に従い、50%ブドウ糖20mLを静注する。いずれも30分後に血糖値を再検し、100mg/dLに達しないときは同じ処置を繰り返し、医師に報告する。

②高血糖

　高血糖時、150〜250mg/dL程度であれば、ほとんどの患者は無症状である。口渇・多飲・多尿といった症状はそれ以上の時に出現する。インスリン導入がされていても高血糖が続く場合は、間食をしていないか確認する。糖尿病性ケトアシドーシスで意識消失した場合は救急搬送され、専門的な治療が必要となる。

〈治療に伴う高血糖〉

中心静脈栄養施行時の高血糖

　中心静脈栄養は末梢では使用できないような高カロリー輸液が使用されるため、糖尿病患者に投与する場合は特に注意が必要である。そのため、定期的な血糖測定が必要となる。滴下速度も正確に管理する必要があり輸液ポンプを使用する。

術後の高血糖

　手術の侵襲のストレスにより高血糖になりやすい。インスリンを用いた管理を行うことが多いが、低血糖にも注意が必要となる。術後は食事量が一定でないことが多いため、血糖値が不安定になりやすいことを理解しておく。不穏や術後せん妄時は低血糖に陥っている場合もあるので、通常と違う様子の時は積極的に血糖測定を行う。

　ステロイド剤を用いた治療を行う場合は、ステロイド剤の作用に血糖を上昇させる作用があることを理解しておく。高血糖状態が続くと、感染リスクが高くなるため厳重な管理が必要となる。またステロイド剤は食欲増進の作用もあるため、過食や間食を意識してやめるよう指導をする。

術後合併症

　術後合併症は、手術に起因して起こり得る症状（または疾患）で、その代表的な病態（疾患）としては、縫合不全、術後出血、術後感染症、術後せん妄、腸閉塞、肺炎、肺塞栓症などがある。

　これらの術後合併症は手術の種類、患者の状態や持病などにより発生状況はさまざまであるが、一定の割合で起こり得る。

〈代表的な術式とこれに伴う術後合併症〉

	手術　➡	術後3日目 ➡	術後7日目　➡
共通	術後出血　呼吸不全（肺炎　無気肺　肺水腫）　血栓症（肺血栓塞栓症　深部静脈血栓症）　イレウス　吻合部狭窄　不整脈　心筋梗塞　術後せん妄	縫合不全感染症	吻合部狭窄癒着性イレウス
胸部食道切除術	気胸　反回神経麻痺　他	縦隔炎	
胃全的術	膵液漏　他	急性胆嚢炎横隔膜下膿瘍	ダンピング症候群
膵頭十二指腸切除術	膵液漏　腹腔内出血胆管炎　他	腹腔内膿瘍	胃内容排泄遅延
肝切除術	胆汁漏　肝不全　他	腹腔内膿瘍	
大腸切除術	腹腔内出血	腹腔内膿瘍	

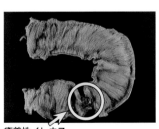

癒着性イレウス

術後合併症

〈術後合併症の予防〉

術後合併症の予防には以下の項目があげられる。

術前管理

・既往/現病歴、家族歴、アレルギーの確認 ➡ 起こり得る合併症の予測
・生活習慣(飲酒、喫煙)、栄養状態(肥満、やせ)の改善
　　　　　　　　　　　　　　　　　➡ 合併症リスクの軽減
・術前呼吸訓練 ➡ 呼吸器合併症リスク軽減
・術前検査(呼吸機能、血液検査、画像検査) ➡ リスクアセスメント

主な検査項目

栄養状態	TP Alb Glu T-Cho	貧血	RBC Hb Ht
肝機能	AST ALT LD (LDH) Bill (total Bill、direct Bill)	凝固・血栓	PT APTT Fib D-dimer PLT
腎機能	UN Cre	呼吸機能	肺活量 1秒率

患者負担軽減

・手術時間短縮、出血量抑制

予防的な処置

・肺塞栓予防(弾性ストッキング、フットポンプ)、抗菌薬投与

患者回復

・早期離床、呼吸訓練

健康管理

・輸液投与、バイタルチェック

〈術後合併症と診断に重要な画像および臨床検査〉

合併症	主な所見	検査	備考
出血	血性ドレーン排液	RBC　Hb　Ht　PLT	貧血
呼吸不全（肺炎　無気肺　肺水腫）	呼吸苦	胸部X線　WBC　CRP　血液ガス	肺画像所見　炎症　呼吸状態
膵液瘻		血中アミラーゼ　排液アミラーゼ	
肝不全		AST　ALT　Lb（LDH）　total Bill、direct Bill	
血栓症　肺血栓塞栓症（PTE）　深部静脈血栓症（DVT）	呼吸苦　むくみ	血液ガス　血圧　胸部X線　造影CT　D-ダイマー　下肢静脈エコー	呼吸状態　血栓　血管内凝固
イレウス　吻合部狭窄（消化管）	膨満　腹痛	腹部画像検査（エコー　X線　CT）　WBC　RBC　Ht　電解質（Na、K、Cl）　CRP	通過状態　血流障害　炎症　吸収
不整脈　心筋梗塞	胸部不快　胸痛	心電図　心エコー　CK　CKMB　CRP　D-ダイマー	心機能　心筋障害　血管内凝固
炎症　膿瘍　感染症		画像検査（エコー　X線　CT）　WBC　CRP　細菌培養	炎症所見　原因菌同定
縫合不全	（炎症）（呼吸不全）	（炎症の検査）（呼吸不全の検査）	消化液漏　敗血症　気管支瘻
（共通）		TP　Alb　AST　ALT　total Bill、direct Bill　LD　ChE　Glu　UN　Cre　電解質（Na　K　Cl）　Ca　eGFR　血圧　尿量　尿一般	栄養状態　肝機能　循環　腎機能

（中島恵美子他監：これならわかる！術前・術後の看護ケア. ナツメ社、2018. を参考に作成）

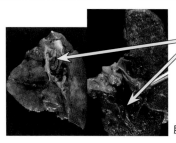

肺動脈内の血栓・塞栓

肺血栓塞栓症

☑ 術後合併症 ▶ **看護のポイント**

　手術時の全身麻酔の影響、創部感染等よりさまざまな合併症が起こり得る。高齢者の場合は全身への侵襲をふまえて、全身管理が必要となる。

〈検査の流れとアセスメント〉

　医師が指示した検査について、目的や注意点を理解したうえで検査が速やかに安全に行われるように援助する。

〈看護のポイント〉

● 術後はさまざまな生体反応があり、自覚症状・他覚症状を見逃さないように系統別にフィジカルアセスメントを行い、異常の早期発見に努め必要時には速やかに医師に報告が必要である。症状の原因や病態を明らかにするために必要な検査の流れが理解できることが大切である。

● 医師の治療方針について理解し、患者や家族への説明内容についても正しく記録をする。

● 高齢者の場合、重症感染症でも発熱がないことや、感染症に伴う症状も乏しいことがあるので、呼吸回数や脈拍数にも注意して観察する。

● 術後は疼痛がある場合が多いため、疼痛コントロールをはかり苦痛の軽減に努める。痛みを我慢させてしまうと、血圧が上昇してしまい検査がスムーズに行われない場合もあるため注意する。

結核

結核は、グラム陽性桿菌である結核菌の感染により発病する。さまざまな臓器にも病気を起こすが、一般的には、空気感染により肺（肺結核）に感染する。

炎症が進むと組織が腐った状態（乾酪壊死）になり壊死した組織が気管支とつながり、肺の外に排出し、肺は穴の開いた状態になる。空洞の中は空気が十分あり肺からの栄養もあるので偏性好気性菌の結核菌はどんどん増殖し外界に排菌（開放性結核）される。さらに胸腔に入り胸膜炎やリンパ、血液にのり全身に広がる（粟粒結核）。

リンパ節が最も多く、背骨にできる脊椎カリエス、腎結核が多くみられる。脳に飛んだ場合、結核性髄膜炎を起こす。

結核菌の培養検査

検体：喀痰、胃液中の喀痰、尿、膿汁、体腔液など

塗抹検査（抗酸菌染色）

チールネルゼン染色（光学顕微鏡で鏡検）

ガフキー号数　0〜10号

蛍光染色（蛍光顕微鏡で鏡検）

塗抹検査の段階で結核菌と他の抗酸菌（NTM）の鑑別はできない。

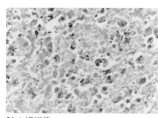

肺の組織像
乾酪壊死組織内（赤く染色される菌体）

塗抹検査記載法

記載法	蛍光法（200倍）	ガフキー号数
（−）	0/30視野	G0
（±）	1〜2/30視野	G1
(1+)	2〜20/10視野	G2
(2+)	＞＝20/10視野	G5
(3+)	＞＝100/1視野	G9

分離培養検査

一般細菌の多くは1〜2日で培養されるが、結核菌を含む抗酸菌は培養時間を長時間要する。

液体培地（1〜4週で発育）

＊抗酸菌：結核菌やらい菌を含むマイコバクテリウム属の総称。塩酸アルコールによる脱色に抵抗性を示すことから名付けられた。
＊NTM（nontuberculous mycobacteria：非結核性抗酸菌）

173

小川培地（3〜8週で発育）

同定検査

分離培養で陽性になった場合、菌の同定（菌種の決定）をする。

ナイアシンテスト：結核菌は陽性

結核菌の核酸増幅検査

核酸増幅法（PCR法）

検体（喀痰など）中の菌からDNAを取り出し、試薬と混合し反応温度を変化して一定回数繰り返してDNAを増幅させる。そして、特異的なDNAプローブを用いた核酸ハイブリダイゼーション法により結核菌の検出同定を行う。分離培養検査より短時間で同定できる。生菌、死菌の区別はできない。

結核菌の血液検査

インターフェロンγ遊離試験（IGRA）

検体は末梢血で2つの方法がある。どちらも活動性結核と既往結核の区別はできないので、他の検査や症状など総合的に結核の診断をする。

①クオンティーフェロン（QFT）法

Tリンパ球を刺激して産生したIFN-γ量を測定する。結核菌は陽性、MAC（NTMの一種）は陰性となる。

②T-SPOT

特定のサイトカインを産生する細胞をスポット化し細胞数を測定する。結核菌は陽性、一部のNTMで陽性となる。

結核菌の薬剤感受性検査

結核は、慢性に経過し再発・再燃する疾患で長期の抗結核薬投与を必要とする。一方、抗結核薬は副作用もあり身体的に負荷の少ないものが望ましい。その意味で適切な抗結核薬選択のための薬剤感受性検査は重要である。陽性液体培地を使用し7〜10日培養後判定する。

S：感受性　I：中間　R：耐性

☑ 結核 ▶ **看護のポイント**

〈検査の流れとアセスメント〉

● 喀痰抗酸菌塗抹、喀痰抗酸菌培養、核酸増幅検査（PCR法、LAMP法、TRC法）、胸部単純X線検査、CTを行う。

● 肺結核を疑う場合：空気感染予防を開始する。解除は、患者が排菌していないことを確認するまでは空気感染予防を継続する。喀痰塗抹を1日1回、3回まで繰り返す。3回の喀痰塗抹陰性で空気感染予防を解除してよいとされるが各施設基準に準じる。

〈看護のポイント〉

● バイタルサインから血行動態や呼吸状態を評価する

● るいそうの有無を評価する

● 結核は感染症法による2類感染症なので、診断後速やかに結核発症届出を保健所に提出する。

● 治療薬の副作用（肝障害、末梢神経障害、視力・聴力障害、腎不全）に注意する。

● 退院後も内服加療が確実に行われるよう薬剤師と共に服薬指導する。

● 同居人、家族に同様の症状がないことを確認する。

妊娠合併症

　妊娠合併症とは女性が妊娠に伴い発症した疾患や、疾患を有する女性が妊娠し症状が悪化したりするケースをさす。疾患や症状は腫瘍性疾患、感染症、内分泌代謝異常多岐にわたるため、本項では代表的な疾患について記述する。

鉄欠乏性貧血

　妊娠後母体は胎児の成長のため、自身の血中に存在する鉄を供給する。このため、母体は鉄欠乏性貧血を起こす。貧血は厳密には合併症ではないが重篤な場合、母体や胎児の発育に影響を及ぼすため本項目にも記載した。

　鉄欠乏性貧血は血液検査にて（下記表1の項目を参考）診断が可能であり、定期的に検査することが有用である。

鉄欠乏性貧血における検査値の変動

検査項目		基準値（数値）	鉄欠乏性貧血発症時
赤血球数	末梢静脈血1μL中の赤血球の数	男性 410万〜550万個/μL 女性 380万〜480万個/μL	正常〜低値
ヘモグロビン (Hb)	赤血球に含まれる血色素の量	男性 14〜18g/dL 女性 12〜16g/dL	低値
ヘマトクリット (Ht)	血液中で赤血球が占める容積比率	男性 40〜50% 女性 36〜45%	正常〜低値
MCV	赤血球1個の容積	81〜100fl	低値
MCH	赤血球1個のヘモグロビン量	27〜32pg	低値
MCHC	赤血球1個のヘモグロビン濃度	31〜36%	低値
血清鉄 (Fe)	血液中に存在する鉄の量	男性 60〜210μg/dL 女性 50〜170μg/dL	低値
総鉄結合能 (TIBC)	鉄に結合することができるトランスフェリンの総量	男性 250〜410μg/dL 女性 250〜460μg/dL	高値
不飽和鉄結合能 (UIBC)	鉄と結合していないトランスフェリンの量	男性 120〜330μg/dL 女性 110〜425μg/dL	高値
フェリチン	内部に鉄分を貯蔵できる蛋白質の量	男性 33.8〜369.1ng/mL 女性 12.0〜129.4ng/mL	低値

妊娠糖尿病

　糖尿病の診断を受けていない女性が妊娠中に75gブドウ糖負荷試験（OGTT）にて条件を満たした際に診断される。すでに糖尿病の診断を受けた女性が妊娠した場合は、糖尿病合併妊娠と診断される。

OGTT測定値と妊娠糖尿病

採血時間	測定値	
空腹時	≧100mg/dL	測定値が左記の2つ以上を満たした
1時間値	≧180mg/dL	場合妊娠糖尿病と診断する
2時間値	≧150mg/dL	

妊娠高血圧症候群（PIH）

　妊娠前または、妊娠20週までに高血圧を認める場合を高血圧合併妊娠と呼び、妊娠20週以降に高血圧のみ発症する場合は妊娠高血圧症と呼ぶ。高血圧発症の時期、蛋白尿の有無、肝機能障害、腎障害の有無などにより病型分類を行う。

高血圧と蛋白尿の基準

		測定法と注意点
血圧	収縮期血圧：140mmHg以上又は拡張期血圧：90mmHg以上	測定法：水銀血圧計または同程度の精度を有する自動血圧計にて測定を行う。患者は座位にて1、2分間隔で2回測定し、平均値を測定値とする 注意点： ・測定前は5分以上安静にし、測定30分以内のカフェイン摂取や喫煙を禁止する ・2回目の測定値が5mmHg以上変化する場合は安定するまで数回測定する
蛋白尿	24時間尿：300mg/day以上随時尿でprotein/creatinine（P/C）比：0.3mg/mg・CRE	測定法：尿蛋白、クレアチニンの測定は尿生化学的検査での測定となるが、設備がない施設においてはペーパーテストも許容する 注意点：ペーパーテストによる測定では2回以上連続で尿蛋白1＋以上となった場合蛋白尿と診断する

妊娠高血圧症候群の病型分類

病型分類	高血圧の発症時期	蛋白尿	
妊娠高血圧腎症（PE）	妊娠20週以降	あり	蛋白尿がなくても基礎疾患のない肝機能障害（ALTまたはAST＞40IU/L）、他の腎疾患が否定された進行性の腎障害（Cr＞1.0mg/dL）血液凝固障害、神経障害などがある場合PEとする
妊娠高血圧（GH）	妊娠20週以降	なし	PEの定義に当てはまらないもの
加重型妊娠高血圧腎症（SPE）	妊娠前〜妊娠20週まで	あり	蛋白尿がなくても基礎疾患のない肝機能障害（ALTまたはAST＞40IU/L）、他の腎疾患が否定された進行性の腎障害（Cr＞1.0mg/dL）血液凝固障害、神経障害などがある場合PEとする
高血圧合併妊娠（CH）	妊娠前〜妊娠20週まで	なし	SPEを発症していない

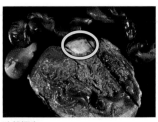

胎盤梗塞

鉄欠乏性貧血

〈**観察ポイント**〉

● 鉄欠乏性貧血に特徴的な匙状爪の有無の観察

● 貧血症状：頭痛・眩暈・動悸・息切れ・眼瞼結膜蒼白の有無

● 舌炎・口角炎・嚥下障害の有無

〈**看護のポイント**〉

● 鉄剤による治療が継続できるように支援する

● 食事指導により、食事療法の実施、継続に向けた支援を行う
　食品の一例：ヘム鉄　肉類・鰹・鰯・マグロなど、非ヘム鉄　卵・大豆・ほうれん草・ひじき・あさり（その他、貧血の看護に準ずる（貧血の看護参照）

妊娠糖尿病

〈**看護のポイント**〉

● 食事療養：妊娠週数と妊婦の体格に応じ適切な摂取エネルギーを設定し食事管理を行えるようにする。高血糖防止に向け、分食の推進などを行う。

● 自己血糖測定：自己血糖測定の指導血糖コントロールが難しい場合は分娩終了まで目標値に到達するよう、インスリン製剤を導入する。導入時は目的や分娩後離脱可能なことなど説明を丁寧に行い、使用漏れのないようにする。

妊娠高血圧症候群（HDP）

〈**検査の流れとアセスメント**〉

● 血圧測定では、妊婦の不安をあおらないよう言動に配慮する。

● 妊娠週数にかかわらず、収縮期血圧140mmHg以上または拡張期血圧90mmHg以上を高血圧として判断する。

● 尿検査では採尿のタイミングを説明し、中間尿を採取してもらうよう説明する。

妊娠合併症

〈観察ポイント〉

- 浮腫の有無（下肢）：起床時にチェックする（圧痕で評価）
- HDP発症リスク要因の有無（情報収集）と観察
  - 初産婦か否か
  - HDPの既往・家族歴、子癇の既往・家族歴、高齢妊婦または若年妊婦であるかどうか、肥満妊婦、多胎妊娠、代理懐胎、糖代謝異常、本態性高血圧、慢性腎炎、膠原病

  など

〈看護のポイント〉

塩分制限の食事療法の支援

- 安静（側臥位）を守る支援：食事・排泄・清潔援助をする。
- 重症者の場合の薬物療法（降圧剤）と、急激な血圧低下による子宮胎盤血流量の減少を避けるために薬効の評価、観察を怠らない。
- 分娩時に子癇を発症した場合、気道確保と鎮静目的で薬物投与を行い、速やかに分娩を終了させる必要があるため、緊急カートがすぐに準備できるようにする（分娩は母児の健康状態、子宮頸管成熟度から経腟分娩か帝王切開分娩かの判断がなされることを知っておく）。

---

topics →

HDP関連疾患には子癇とHELP症候群がある

HELPの三大主徴＝溶血、肝酵素上昇、血小板減少、上腸間膜動脈や肝動脈の血管攣縮によって発症すると考えられている。DIC合併率も高いので、肝機能やDICの判定（フィブリノーゲン、FDPやPT、PTTなど）のデータにも注目しましょう。

肺癌

　全悪性腫瘍における肺癌の死亡率は男女ともに高く、早期の発見は患者の生命を守るうえでも非常に重要である。肺癌の確定診断に至るまでは下図のような流れで主に病理検査を行うが、必要に応じて、腫瘍マーカー測定なども行う。

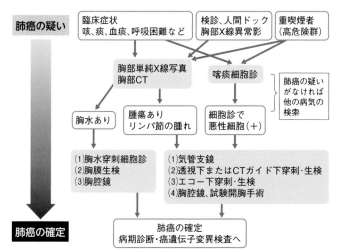

注　実際には、早期診断のため、受診時から種々の検査が同時進行で進められる。
　　また病期診断のための検査も癌遺伝子タイプも同時進行で進められる場合がある。

肺癌確定診断までの流れ　　　　　　　　　　　　　　　（日本呼吸器学会HPより）

　また、肺癌は臨床上の分類に大きく2つに分類されるが、病理組織検査においては免疫染色などの結果により、さらに細かく分類される。

肺癌の分類

臨床上の分類	病理組織型	好発部位
非小細胞癌	扁平上皮癌	中枢気管支
	腺癌	末梢気管支
	大細胞癌	末梢気管支
小細胞癌	小細胞癌	中枢気管支

細胞診検査

　喀痰（1回の採取では癌細胞を検出できないことがあるため、サコマノ液を用いた3日間の蓄痰が望ましい）、気管支鏡下でのキュレットやブラシを使用した気管支擦過材料や気管支肺胞洗浄液（BAL）、経皮肺穿刺などの方法で検体を採取し、標本作製を行う。細胞には組織型により特徴があり、顕微鏡にて細胞を観察し良悪性の判定を行う。

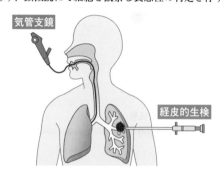

組織型	腺癌	扁平上皮癌	小細胞癌
肉眼像			
細胞像	細顆粒状のクロマチン 核の偏在性 明瞭な核小体 淡明な細胞質	オレンジGに染まる異形細胞 粗顆粒状のクロマチン 核は中心性 細胞質は厚い	裸核状の小型細胞 木目込み状の細胞集塊

腫瘍マーカー

　腫瘍マーカーは腫瘍から産生される物質で、血中の濃度を測定することにより腫瘍の有無の推定ができる。マーカーはある程度の特異性を有するが、悪性腫瘍以外でも異常値を呈することがあるので注意が必要である。肺癌のマーカーとなる物質は下記の通りである。

腫瘍マーカー

	腺癌	扁平上皮癌	小細胞癌	大細胞癌
腫瘍マーカー	SEA SLX	SCC抗原 シフラ CEA	NSE Pro-GRP	CEA SLX

組織診

　経気管支生検（TBB）、経気管支肺生検（TBLB）、経皮膚肺生検にて得られた検体で、ヘマトキシリン・エオジン（HE）染色標本を作製する。組織型の推定はHE染色による形態的な鑑別に加え、免疫染色を行うことが「肺癌取り扱い規約　第8版」において推奨されている。

組織診

免疫染色抗体名	腺癌	扁平上皮癌	小細胞癌	大細胞癌
p40	−	+	−	+／−
CK5/6	−	+	−	−
TTF-1	+	−	+	+／−
Napsin A	+	−	−	−
Chromogranin A	−	−	+	一種類以上 が陽性
Synaptphysin	−	−	+	
CD56	−	−	+	

分子標的治療薬とコンパニオン診断

　肺癌においても分子標的治療薬の開発は進んでおり、それに伴ってさまざまなコンパニオン診断も存在している。その多くは組織診にて作成されたパラフィンブロック（FFPE）やホルマリン固定前の新鮮凍結組織、細胞診検体などを使用し、免疫染色、遺伝子検査を行う。

肺癌

分子標的治療薬とコンパニオン診断

検査目的	対応薬剤	標的分子	検査方法	使用検体
EGFR遺伝子変異の検出	ゲフェニチブ エルロチニブ アファチニブ オシメルチニブ	EGFR活性型変異：エクソン19欠失変異など	PCR RT-PCR	FFPE 細胞診検体 新鮮凍結組織
ALK融合遺伝子の検出	クリゾチニブ	ALK遺伝子転座 (DNA) ALK遺伝子転座 (RNA)	FISH	FFPE
			RT-PCR	
		ALK融合蛋白	免疫染色	
ROS1融合遺伝子の検出	クリゾチニブ	ROS1融合遺伝子	RT-PCR	FFPE 細胞診検体 新鮮凍結組織
PD-L1の発現	ニボルマブ ペムブロリズマブ	PD-L1分子	免疫染色	FFPE
BRAF遺伝子の変異の検出	ダブラフェニブ トラメチニブ	BRAF遺伝子V600E変異	PCR	FFPE 細胞診検体 新鮮凍結組織

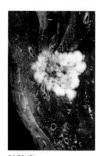

肺腺癌

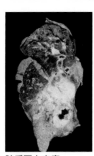

肺扁平上皮癌

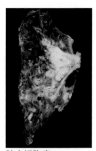

肺小細胞癌

☑ 肺癌 ▶ **看護のポイント**

〈検査の流れとアセスメント〉

①胸部X線写真で限局した結節影（腫瘤影）の状態

②喀痰、および気管支鏡検査（TBB、TBLB、TBNA、BAL）やCTガイド下肺生検等で検体を採取し、細胞診で組織型を決定する。

③免疫血清検査（腫瘍マーカー）値の上昇

SLX（シアリルLe^x-i高原）、SCC抗原、CYFRA（シフラ）、ProGRP、NSE　SCC抗原、ProGRP、NSE

④肺癌は進行すると、縦郭リンパ節転移、骨転移、脳転移、悪性胸水、悪性心嚢水、傍腫瘍性神経症候群、癌性疼痛など遠隔転移や合併症を起こし全身に影響を及ぼす。症状と合わせて、細胞診、頭部・胸腹部の造影CT、PET、MRI、骨シンチグラフィで全身をみていく。

　また、呼吸機能を肺機能検査（PFT）や酸素飽和度で、血液検査では、腫瘍マーカーに加え、白血球数などの血算を測定する。また、SIADH（ADH分泌不適切症候群）による低ナトリウム血症（135mEq/L以下）、化学療法の副作用による高脂血症（コレステロールとトリグリセリドの上昇）などが出現することがある。異常を発見できるよう症状観察と共に検査値の推移を確認する。

〈肺癌患者の看護のポイント〉

●診断・治療法が確定するまでの不安な時期から、病態は比較的早期であるが、生体侵襲の大きな手術となる急性期、そして終末期までの幅広い時期にある患者と家族が対象となる。

●肺癌発生当初は局所的な病気であるが、進行するにしたがって多臓器に転移するため、全身的な病気と考えて看護を行う。

●看護を行う際は、病期と治療法の特徴をふまえ、検査データだけでなくパフォーマンス・ステータスなど日常生活動作のレベルと合わせて病態を把握する。

●呼吸困難は、身体的、精神的、社会的、スピリチュアルな側面も含めた呼吸困難感として取り組み、死と直結する不安をもつ症状の緩和への援助をする。

肺癌

- 肺癌の患者は、いつ呼吸困難が起こってもおかしくない状態であるため、日頃から呼吸状態について注意深く観察する。気道が狭窄したり閉塞している患者の場合、頸部を含めて前胸部や背部など、すべての部位でしっかりと聴診し、身体の異常に気づけるようにする。

- 患者が、歯磨き、更衣といった日常生活行動を行うことにより、自らコントロールしているという感覚（自己制御感）を失わないようにする。

- 化学療法は、細胞障害性抗癌薬、分子標的治療薬を用いた治療に大きく分類される。入院または外来通院で、投与スケジュール（レジメン）に沿って治療が進められる。使用する薬剤ごとに特徴的な副作用は異なるため、レジメンの内容を確認しておく。投与する薬剤の副作用の出現時期、症状・所見などを把握し、副作用に対する対策を立てておくことが重要である。

- 免疫チェックポイント阻害薬での治療が開始された場合、副作用としてTリンパ球が自己を認識するしくみが阻害され、自己免疫疾患に似た多様な症状を生じる免疫関連有害事象（irAE）がさまざまなタイミングで起こることがある。副作用に対してセルフモニタリングできるよう患者教育も重要である。特に間質性肺炎や1型糖尿病など致死的な合併症をもたらし得るので十分に観察し、早期に対応する必要がある。

- 放射線治療は、根治を目的に行う照射と症状の緩和のために行う照射に大きく分けられる。いずれも、放射線宿酔（照射後数時間から数日以内に生じる）や骨髄抑制（照射後1～2週間後に生じる）などの全身症状と放射線食道炎（照射後2～3週間頃）、放射線皮膚炎（照射後2週目頃）、放射線肺炎（放射線療法が終了してから1～2ヵ月頃）などの局所症状がある。

- 放射線食道炎では、食事の時に胸が痛む感じやしみる感じがするので、やわらかい、刺激の少ないものを少量ずつ食べるようにする。放射線皮膚炎では、日焼けのような変化が現れるので、保清は石けんを泡立ててやさしく洗い、皮膚をこすったり掻いたりしない。照射部位に当たる下着は綿製品の肌触りの柔らかいものにするなどを指導する。

- 化学療法や放射線治療に伴い、骨髄機能が抑制されて現れる白血球減少による易感染状態、赤血球減少による貧血、血小板減少による易出血に関しては、「白血病の看護」を参照のこと。
- 胸水穿刺後、胸腔ドレナージで胸水を抜き、細胞診検査や呼吸苦の軽減を図る。挿入部の異常や皮下気腫などの合併症に気をつけるとともに、廃液中の患者の不安の軽減を図る。
- 終末期には、癌の転移による疼痛が生じることがある。疼痛治療薬の与薬状況を捉えながら、どのような疼痛がどのような時に起きるか把握し、情報を専門職チームで共有し、疼痛コントロールを適切に行う。
- 終末期の患者および家族の気持ちに沿いながら、不安を傾聴し、思いが表出できるように支援する。

貧血

　貧血とは血液中の赤血球数、ヘモグロビンが減少した状態であり、疾患名ではなく症状をさす。原因は「骨髄における赤血球産生異常または低下」「赤血球の破壊亢進」「赤血球の血管外喪失」などがあり、末梢血中のヘモグロビン濃度（Hb）、ヘマトクリット値、赤血球数（RBC）を指標とするが、貧血の鑑別にはこれら3項目より算出されるMCV（平均赤血球容積）、平均赤血球ヘモグロビン量（MCH）、平均赤血球ヘモグロビン濃度（MCHC）も用いられる。

貧血の分類

　貧血の分類はMCV、MCHCをを用いて、小球性低色素性貧血、正球性正色素性貧血、大球性正色素性貧血に分類され、さらに鑑別疾患の分類を行う。

赤血球恒数と貧血の分類

	MCV	MCHC	鑑別疾患
基準値	86-98fL	31-35%	
小球性低色素性貧血	<86	<31	鉄欠乏性貧血、鉄芽球性貧血、サラセミアなど
正球性正色素性貧血	86-98	31-35	溶結性貧血、再生不良性貧血など
大球性正色素性貧血	>98	>35	巨赤芽球性貧血（悪性貧血、胃全摘後の貧血など）

〈小球性低色素性貧血の分類〉

　小球性低色素性貧血は赤血球の大きさが基準値よりも小さく、ヘモグロビンの濃度が低い貧血である。疾患の鑑別には体内鉄の分布を測定する必要があり、測定値から疾患の確定を進める。

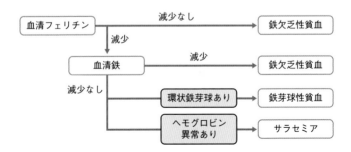

〈正球性正色素性貧血〉

赤血球の大きさ、ヘモグロビンの濃度は基準値内ではあるが、骨髄の機能低下、自己免疫疾患、白血病などの原因により二次的に起こることが多い貧血である。鑑別には造血能の状態を示す網赤血球の測定や自己抗体をチェックするクームス（coombs）試験などを用いる。

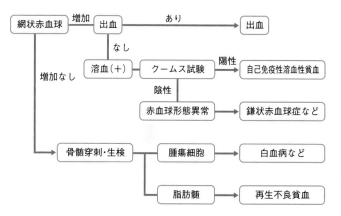

〈大球性正色素性貧血〉

DNA合成に必要なビタミンB12、葉酸が胃の全摘手術や慢性肝障害により吸収、合成が阻害され、赤血球が大型化し起こる貧血である。鑑別には血清ビタミン、葉酸の測定が必要となる。

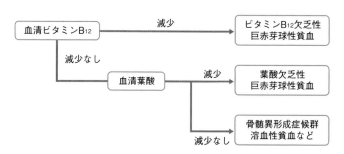

貧血

☑ 貧血 ▶ **看護のポイント**

〈観察ポイント〉

●貧血によるヘモグロビンの酸素運搬能の低下による症状と、それを補填しようとするために生じる症状をみる。

　・全身色、口唇色、下眼瞼結膜色、爪床色、頻脈（心機亢進）の有無、呼吸速迫の有無、全身倦怠感の有無、眩暈の有無、頭痛の有無

●貧血をきたす出血症状の有無をみる。

　・消化管出血：吐血・下血

　・肺出血：血痰

　・栄養吸収障害を起こす可能性（胃切除など）がある既往の有無をみる。

　・悪性貧血の場合は、舌の状態（舌炎の有無）や痛みの有無、栄養状態をみる。

　＊重篤な貧血状態が長期に継続あるいは急激に進めば心不全を起こすこともある
　　→胸部X線、CTR（心胸郭比）など（循環器系項目参照）

〈**看護のポイント**〉

●転倒予防や転倒による出血（主に頭部に対する衝撃による頭蓋内出血等）の回避方法

●保温対策

●食事療法

●貧血の程度による日常生活支援

　・入浴やシャワー浴の見守り

　・ベッドサイドでのセルフによるタオル清拭、ベッド上で介助

　＊重度の貧血を認める患者に足浴を行う場合、通常の湯温で実施すると循環促進に酸素運搬が追いつかず、臥床状態でも貧血発作（眩暈、顔面蒼白、冷汗、血圧低下など）を起こすケースがあるため、注意が必要である。

●清潔援助時急激な循環促進による血圧低下、意識障害に注意する。

●悪性貧血は、腸管からのビタミンB12吸収障害による巨赤芽球性貧血である。

●悪性貧血では胃癌の合併が多いので、定期的な胃の検査が必要である。またビタミンB12欠乏症に葉酸を投与すると神経症状が悪化するといわれており、注意が必要である。

白血病

　白血病は血液細胞が腫瘍化し、増殖する造血器腫瘍に属する疾患である。診断行うために必要な検査は血液検体による血算、血液細胞像、骨髄生検による骨髄像の観察、細胞表面にある抗原を、モノクロナール抗体を用いて同定するフローサイトメトリー、さらに近年では白血病に関連している遺伝子の検査も加わり多様化している。

　また、白血病は腫瘍化した細胞により亜分類が複数存在するため、検査値をよく理解する必要がある。

血算

　血算では末梢血中の赤血球、白血球、血小板のカウント、ヘモグロビンの値を知ることができる。白血病では、腫瘍細胞が増殖し、正常な造血を妨げる為、赤血球は減少傾向となり貧血となることが多く、血小板の減少による出血傾向もみられる。慢性白血病ではリンパ球が増加傾向を示すが、急性白血病においては個人差が大きい。

血算の基準値と白血病での変化

	基準値	白血病時の変化
白血球 （WBC）	成人： 3500-9000個 / μL 小児 (6-14歳)： 6000-10000個 / μL 幼児 (5歳以下)： 6000-11000個 / μL	急性骨髄性白血病：減少 急性リンパ球性白血病：減少 慢性骨髄性白血病：増加 (後期) 慢性リンパ球性白血病：増加
赤血球数 （RBC）	成人男：4.27-5.70 ($\times 10^6$/μL) 成人女：3.76-5.00 ($\times 10^6$/μL) 小児男：4.10-5.29 ($\times 10^6$/μL) 小児女：4.10-5.20 ($\times 10^6$/μL)	急性骨髄性白血病：減少 急性リンパ球性白血病：減少 慢性骨髄性白血病：減少 慢性リンパ球性白血病：減少
血小板数 （OLT）	成人：10-40（$\times 10^4$/μL） 小児：18-51（$\times 10^4$/μL）	急性白血病：低値 慢性骨髄性白血病：増加 (後期) 慢性リンパ球性白血病：減少

血液像

　スライドガラスに薄く塗抹した静脈血をメイギムザ染色などで染色し、顕微鏡で観察、細胞の種類や形態などについて算定、観察する検査

白血病

である。白血球の分類は多くは自動分析装置により、測定し異常値を示す検体について、人による観察を行うことが多い。白血球の基本的な分類を以下に示す。通常、末梢血液中には幼弱な細胞（芽球）が現れることはないが、白血病の際は芽球の出現を認める。急性と慢性の違いは急性では未熟な細胞の増殖を認め、慢性では分化した細胞が増殖する。白血病の診断においては出現細胞の割合の他、核の形や大きさ、急性白血病時にみられるアウエル小体の有無などを観察する。

白血球分画の正常値

白血球分画	好中球　：40-60%	好酸球　：1-5%
	リンパ球：18-50%	好塩基球：0-5%
	単球　　：2-10%	

　白血病の診断を行う際には、前述のメイギムザ染色の他にペルオキシダーゼ染色、オキシダーゼ染色、ズダンブラックB染色などの特殊染色も行う。

骨髄穿刺と骨髄生検
　骨髄穿刺および骨髄生検の採取法は類似している。ともに局所麻酔下で胸骨あるいは後腸骨稜より骨髄穿刺針を使い骨髄を採取する。採取後、

骨髄穿刺検体は塗抹標本を作製し、血球のカウントを行う。この際、凝固した残血は骨髄クロットとしてホルマリン固定を行い、病理検査を行う。骨髄生検は骨髄生検よりもやや太い針を使用するため、患者への侵襲が強いが、白血球以外の造血能の評価や腫瘍細胞の浸潤もみることができる。

採取された検体より、標本を作製し、有核細胞、巨核球数、細胞分画、細胞像を観察し白血病の分類を行う。急性白血病ではこれらの結果に加え特殊染色の結果よりFAB分類や遺伝子異常の情報を加えたWHO分類が行われる。

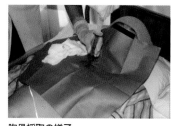

胸骨採取の様子

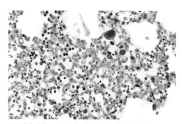

骨髄穿刺により作成された塗抹標本

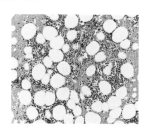

骨髄クロットのHE染色標本

〈骨髄中の細胞数正常参考値〉
有核細胞：15-25 × 10^4/μL
巨核球数：50-150/μL

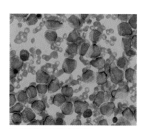

急性前骨髄性白血病

白血病

骨髄中の有核細胞分画正常参考値

細胞種類		% (約)	細胞種類	% (約)
骨髄芽球		1	好塩基球系	0.2
好中球系 (計)		47	単球系	3.5
	前骨髄球	(4)	細網細胞	3
	骨髄球	(8)	リンパ球系	20
	後骨髄球	(13)	形質細胞	1.3
	桿状核球	(12)	赤芽球	20.5
	分葉核球	(10)	M/E比	3.0～4.0
好酸球系		3.5	(顆粒球系：赤血球系)	(3～4：1)

急性白血病のFAB分類

急性骨髄性白血病 (AML)		
病型		**細胞像**
M0	最未分化型AML	芽球はミエロペルオキシダーゼ (MPO) 陰性でCD13/CD33/電顕MPO/anti-MPOのいずれかが陽性。リンパ系マーカは陰性を示す
M1	未分化型AML	MPO>3%、骨髄芽球≧90%、
M2	分化型AML	30%≦骨髄芽球<90%、前骨髄球以降に分化した細胞≧10% (赤芽球以外)
M3	前骨髄性白血病	アズール顆粒を多く持つ異常な前骨髄球の増殖、ファゴット細胞 (＋) M3V：アズール顆粒が少ない前骨髄球が増殖する
M4	急性骨髄単球性白血病	顆粒球系細胞≧20%と単球系細胞≧20%が混在する。末梢血中単球>5000μL
M5	急性単球性白血病	単球系細胞≧80%かつ、 M5a (未分化型)：単芽球≧90% M5b (分化型)　：単芽球≦90%
M6	急性赤白血病	赤芽球≧50%かつ骨髄芽球≧30%
M7	急性巨核球性白血病	巨核芽球≧30%
急性リンパ球性白血病		
L1	小型で核小体の不明瞭なリンパ芽球が主体	
L2	大型で核小体の明瞭なリンパ芽球が主体	
L3	大型で細胞質は濃青色で空胞を多数有し、核は類円形のバーキット型リンパ芽球が主体	

〈CD分類とフローサイトメトリー〉

白血球などの表面にある抗原にモノクロナール抗体を反応させ細胞の識別を行う。CD分類とはモノクロナール抗体を分類したもので、数字で表記し、抗体の種類により識別される細胞が異なる。白血病の検査では以下の表に示すCD番号の分布を計測することが多い。

白血病時に計測されるCD番号

T細胞系	B細胞系	骨髄系	赤芽球系	巨核球系	その他
CD1a	CD19	CD11c	CD235a	CD41	CD10
CD2	CD20	CD13		CD42b	CD25
CD3	CD22	CD14		CD61	CD34
CD4	CD23	CD15			CD36
CD5	FMC-7	CD33			CD38
CD7	Ig-κ	CD64			CD45
CD8	Igλ	CD65			CD56
TCRαβ		CD117			CD71
TCRγδ					HLA-DR

〈染色体検査と遺伝子検査〉

昨今では遺伝子解析の技術進歩により白血病に係る染色体や遺伝子の異常も多く発見されており、その結果から白血病の分類を行う。慢性骨髄性白血病の診断を確定するには染色体検査にてフィラデルフィア染色体異常または遺伝子検査にてBCR-ABL遺伝子の異常を見つける必要性がある。また、急性骨髄性白血病においてはWHO分類において骨髄像と併せて遺伝子異常の有無を加味し、分類が行われる。

遺伝子検査は白血病の診断のみならず、分子標的治療薬使用におけるコンパニオン診断としても活用されている。

白血病

白血病とコンパニオン診断薬及び分子標的治療薬

急性骨髄性白血病	FLT3遺伝子	血液/	ギルテリチニブ、ギザルチニブ
慢性骨髄性白血病	Major BCR-ABL 融合遺伝子	骨髄液	イマチニブ、ニロチニブ、ダサチニブ、ボスチニブ、ポナチニブ
好酸性増多症候群 慢性好酸性白血病	FIPL1-PDGFRa 融合遺伝子		イマチニブ

(国立がん研究センターHPより)

☑ 白血病 ▶ 看護のポイント

● 治療の効果を見る目的で採血は頻度が高く、3回／週から4回／週行うケースが多い。出血傾向がある状況で採血が行われることがあり、止血が十分行えるよう、止血のための圧迫と、止血が上手くいかない場合の患者への説明が重要となる。

● 状況によって持続点滴ルートから血液採取が行われる場合がある。ただし、この方法を行うか否か、また行う場合輸液の影響を受けないための採血前の処置や、その時に採取された血液の扱いについては、施設によって多少の違いがあるので確認すること。

● 赤血球やヘモグロビンの値から、貧血の有無を評価(貧血に伴う観察ポイントは貧血の項参照)

　　骨髄穿刺は、圧迫止血と止血部位の清潔を保つ必要がある。圧迫固定のために粘稠度と伸縮度を兼ね備えたテープで固定する。止血については採血同様患者に説明し、止血困難な場合は伝えてもらうよう説明が必要である。

● 基本的には検査終了30分後に看護師は止血確認を行い、再度消毒をして清潔な絆創膏での保護、あるいはガーゼ保護、通常の上番走行での固定がなされる。圧迫のために使用したテープは取り外すときに皮膚の痛みを伴うことがある。また、テープの成分が皮膚に残りべたつくため、皮膚トラブルがなければはがしやすくする目的と、べたつきを除去する目的でベンジンをコットンに含ませ拭き取るとよい。さらに皮膚に刺激を与えるので、温タオルでその後丁寧に拭き、皮膚の発

赤や皮膚剥離など観察し、必要時皮膚トラブルに対応する（施設の方法を確認するとよい）。

●患者の苦痛を少しでも和らげる工夫や医療者側の姿勢、態度が重要である。

〈検査に伴う看護のポイント〉

骨髄穿刺（マルク）を実施する場合

●検査前に排泄をすませることを説明する

●実施後止血するまで30分～1時間安静が必要であることを説明する。

●検査の流れと身体的な感じ方を説明し、イメージして受けられるようにする。

・骨膜に局所麻酔を実施するため、その際に痛みを感じること。

・マルク針で骨髄を穿刺するときは押される感じがすること。

・骨髄実質を吸引するとき強い疼痛を感じること。

●苦痛がつよいため、特に吸引する直前にタイミングを知らせる声かけを行う。

●例えば手を握ってもらい、痛みを伝えてもらうことや看護師から患者の疼痛を理解していることを声かけで示し、心身の苦痛を少しでも緩和できるよう支援する。

●終了時は、頑張りを承認し、励ましを伝える。

白血球増加や好中球減少、あるいは白血球及び好中球減少時

●口腔内（口腔内から食道にかけてのカンジダ感染症の有無、舌苔の有無）、呼吸器感染症状の有無（咳嗽の有無、喀痰の有無、呼吸音、胸部X線、痰培養結果：実施されていた場合、など）、発熱および発熱に伴う随伴症状（体熱感、体温上昇に伴う悪寒戦慄、頭痛、口渇等）、呼吸器感染兆候（咳嗽、喀痰、咽頭痛、咽頭発赤）といった感染症状の有無を観察する。

〈看護のポイント〉

発症直後は末梢血にまで未熟な血球細胞が出現している。また、治療中は骨髄抑制が生じている。

そのため、以下の三大症状のアセスメントと看護が必要となる。

・白血病患者の場合、WBCはデータが示す数値と機能発揮力は同等と

白血病

言えず、易感染状態である場合がある（マルクの結果や血液像（好中球数を中心に）などを確認しアセスメントする必要がある）。

・赤血球減少（貧血）

・血小板減少（出血傾向）

● 白血病の治療は白血病の型（タイプ）にもよるが、抗癌剤による化学療法（多剤併用）、骨髄移植（前処置として放射線全身照射、抗がん剤の多剤併用療法を併せて行い、自己の骨髄を空の状態にして移植される骨髄の定着 を狙う）が行われる。一般的に抗癌剤を使用した場合、投与開始後1週間から血球減少が始まり、2週間後に最低数値となる。その後約2週間かけて回復する。

＊治療によってそれぞれのタイミングでG-CSF（顆粒球コロニー形成刺激因子製剤）を使用し、好中球の回復を促進させる治療が行われる場合もある。

　以上から、採血検査の実施は他の疾患に比べ頻度が高い数値の変動を確認しながら、骨髄穿刺結果と併せて治療の成果をアセスメントしていくため、看護師もそれを理解したうえで検査データに注目する必要がある。

易感染状態である場合（治療に伴い易感染状態になる）

感染防止対策

● 身体の清潔の保持

・口腔及び咽頭の清潔、陰部・肛門の清潔を保持する

● 環境整備

・換気や患者より上位にある調度品や設備の埃を除去

・その他、通常の環境整備の実施

・生花やぬいぐるみをベッドサイドに設置しない（細菌繁殖予防）

・白血球値、好中球値が低い場合は、空気清浄機やエンベラケアーによる頭元に限局した落下菌対策の空気清浄、クリーンルームへの移動などにより感染予防対策をとる

● 面会者の制限

・学童期以下の者、または体調の優れない者の面会を禁止

・大人数での面会規制

● 食事制限

- ・生食の禁止
- ・皮の薄いあるいは原型のまま食べる果実の禁止（苺、ブドウなど：缶詰は可）
- ・食品の鮮度に注意する（開封後の放置時間など）
- ●排便コントロール
  - ・水分摂取や状況に応じた散歩などの活動
  - ・必要時緩下剤等の使用（医師へ相談）
  - ＊易感染状態では痔核形成が肛門周囲膿瘍形成に繋がる可能性がある
- ●感染兆候の観察
  - ・発熱の有無、発熱兆候（悪寒戦慄、倦怠感、頭痛、関節痛など）の有無
  - ・上気道感染兆候　咳嗽・喀痰・肺雑音の聴取・口腔内の炎症症状
  - ・蜂窩織炎などの皮膚症状
  - ・その他、あらゆる感染症の症状

貧血時の看護のポイントを参照

出血傾向が認められる場合

　化学療法によって血小板は0.1（×10^4/μL）まで減少する場合があるので、値を見ながら生活行動の援助が必要となる。また、行動範囲を制限する場合もあるので、各施設の規定を確認する。

出血を助長させる行動の防止

- ●転倒予防や転倒による出血（主に頭部に対する衝撃による頭蓋内出血等）の回避方法を説明する。
  - ・眩暈を感じる、ふらつく場合はすぐにしゃがむ（貧血時の看護）
  - ・壁側を歩く。
  - ・ドアの前では人が出てこないか注意する。
  - ・スリッパではなく靴タイプで滑りにくい上履きにしてもらう。
- ●排便コントロールを行う（腹圧をかけることによる脳出血予防）。また、水分摂取や食事摂取が適切か、実際の把握を行い必要な援助を工夫する。必要時薬剤の活用をする。
- ●3回／週から4回／週行われる採血の止血確認は通常よりも慎重に行う。5分は指腹で圧迫をお願いし、それでも止まらない場合は看護師

へ連絡してもらい、酒精綿あるいはガーゼを用いた圧迫止血を試みる。

出血傾向の有無の観察

● 肺出血（呼吸音の異常、呼吸困難、喀痰に血液が混じる、喀血）

● 消化管出血（吐血や下血）

● 脳出血（脳内出血、頭蓋内出血）の症状

● 皮下出血（点状出血斑、紫斑）好発部位：下肢、その他、上肢　など

＊化学療法の影響から、出血性膀胱炎を起こすことがある。抗がん剤の副作用で膀胱粘
膜障害を起こし発症する。この場合、尿検査を行うまでもなく、肉眼的血尿が認めら
れる場合が多い。骨髄汎血球減少を起こしているうえに粘膜障害が生じた場合は、自
然な止血は難しく止血剤の使用が始まる場合がある。また、腹圧をかけてコアグラの
自然排泄を促すが、時に尿閉と引き起こし膀胱の進展と苦痛を伴うため、一時的に膀
胱洗浄を行う場合がある。

骨粗鬆症

　骨量の減少により、骨がもろくなり骨折しやすくなった状態と定義づけられる。錐体圧迫骨折による腰背部痛、身長低下、手足の易骨折性などの症状がみられることがある。原因により以下のような種類に分けられる。

骨粗鬆症の種類

<table>
<tr><td rowspan="2">原発性骨粗鬆症</td><td>・閉経後骨粗鬆症
　原因：閉経による**エストロゲン欠乏**により骨吸収が進む</td></tr>
<tr><td>・老人性骨粗鬆症
　原因：加齢に伴う腸管からのカルシウム吸収の低下など</td></tr>
<tr><td rowspan="4">続発性骨粗鬆症</td><td>・内分泌性骨粗鬆症
　原因：
　甲状腺機能亢進症による**カルシトニン過剰分泌**
　上皮小体機能亢進症による**パラトルモン過剰分泌**
　クッシング症候群による**副腎皮質ホルモン（コルチゾール）過剰分泌**
　などに起因する。</td></tr>
<tr><td>・栄養性骨粗鬆症
　原因：
　壊血病では**ビタミンCの欠乏**による骨形成の低下
　カルシウム不足、栄養不良など</td></tr>
<tr><td>・局所性骨粗鬆症
　原因：外傷、廃用性症候群など</td></tr>
<tr><td>・その他
　原因：血液疾患、慢性腎不全、胃切除後、関節リウマチ、ステロイドホルモン投与など</td></tr>
</table>

骨代謝マーカー

〈骨代謝マーカーの種類〉

　骨粗鬆症の予後予測において、血中、尿中の骨代謝マーカー測定が有用である。骨代謝マーカーには破骨細胞により骨を分解、血中カルシウムを増加させる骨吸収と、骨芽細胞による骨形成それぞれにマーカーが存在する。

骨代謝マーカーの種類と正常値

骨吸収マーカー	骨形成マーカー
DPD（デオキシピリジノリン） NTX（Ⅰ型コラーゲン架橋N-テロペプチド） CTX（Ⅰ型コラーゲン架橋C-テロペプチド） TRACP-5b（酒石酸耐性酸ホスファターゼ）	BAP（骨型アルカリホスファターゼ） P1NP（Ⅰ型プロコラーゲン-N-プロペプチド） ucOC（低カルボキシル化オステオカルシン）

	骨代謝マーカー	基準値（健常閉経前女性の平均±1.96SD）	転移性骨腫瘍などの骨疾患や骨・カルシウム代謝異常を検索すべきカットオフ値			骨量低下リスクのカットオフ値	単位
			男性	閉経前女性	閉経後女性		
骨吸収マーカー	DPD	2.8〜7.6	5.6<	7.6<	13.1<	健常閉経前女性の平均値+1.0SD	nmol/mmol・Cr
	NTx（血清）	7.5〜16.5	17.7<	16.5<	24.0<		nmolBCE/L
	NTx（尿）	9.3〜54.3	66.2<	54.3<	89.0<		nmolBCE/mmol・Cr
	TRACP5b	120〜420	590<	420<	760<		mU/dL
骨形成マーカー	BAP	2.9〜14.5	20.9<	14.5<	22.6<	基準値上限以上	μg/L
	P1NP	17.1〜64.7	66.8<	64.7<	79.1<		μg/L

（出典：日本骨粗鬆症学会 骨代謝マーカー検討委員会：骨粗鬆症における骨代謝マーカーの適正使用ガイドライン2012年版）

〈骨粗鬆症の発生メカニズムによる骨代謝マーカーの変動〉

　骨粗鬆症では骨代謝の不均衡が起こるため、発生メカニズムにより骨代謝マーカの変動にも差が生じる。閉経後骨粗鬆症は骨吸収、骨形成双方が活性化するが骨吸収が骨形成よりも優位となり発生する（高回転代謝型骨粗鬆症）。このため、骨代謝マーカーは骨吸収、骨形成マーカーの双方が高値を示す。また、老人性骨粗鬆症は加齢による骨代謝の低下、腸管からのカルシウム吸収の低下が起こり、骨形成の低下が骨吸収の低下を上回ることにより発生する（低回転代謝型骨粗鬆症）。このため、骨吸収、骨形成マーカーの双方が低値を示す。

〈骨代謝マーカーによる治療効果の判定〉

　骨代謝マーカーは骨粗鬆症の治療において投薬効果の判定に用いられ

る。原因により治療薬はさまざまであり、それぞれに対応する骨代謝マーカーを測定する必要がある。

骨吸収を抑制する治療薬　　➡骨吸収マーカー
骨形成を促進する治療薬　　➡骨形成マーカー
骨質を改善する治療薬　　　➡骨質マーカー：ucOC

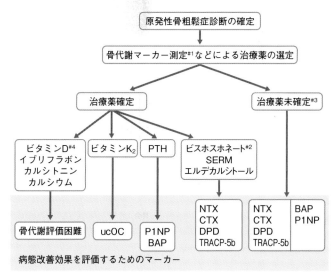

骨粗鬆症における骨代謝マーカー測定 (案)
（骨粗鬆症の予防と治療ガイドライン2011年版より）

骨粗鬆症と検査値の変動

　原発性骨粗鬆症では、血中のALP (アルカリフォスタファーゼ)、Ca (カルシウム)、P (無機リン) の値に大きな変化はみられないが、続発性骨粗鬆症においては、さまざまな理由により骨代謝のサイクルが乱れるため、これらの数値にも変化が現れる。このことから骨粗鬆症の診断では骨代謝マーカーのみならず、内分泌検査も必要となる。

骨粗鬆症

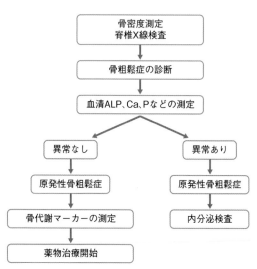

骨粗鬆症の診断と検査の流れ

骨粗鬆症における検査値の変動

	基準範囲	原発性	内分泌性	栄養型
Ca	8.5〜10.0mg/dL	基準範囲内	>10.0mg/dL	<8.5 mg/dL
P	2.0〜4.0mg/dL		>4.0mg/dL	<2.0
ALP	100〜350UL（JSCC）		>350UL	<100

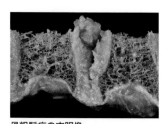

骨粗鬆症の肉眼像

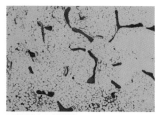

骨粗鬆症の組織像

☑ 骨粗鬆症 ▶ **看護のポイント**

　骨粗鬆症は、骨密度と骨質に規定される骨の強さの指標である骨強度の低下により、骨が脆くなり骨折しやすくなる骨疾患である。有病率は50代後半より増加し、特に女性の閉経後に多くなる。

〈検査の流れとアセスメント〉

●つまずきや転倒等により、軽微であっても外力が加わった部位のX線検査が行われ、骨折の有無や変形を確認する。

●血液検査で、Ca、P、ALP（アルカリホスファターゼ）を調べ、原発性骨粗鬆症と他疾患及び続発性骨粗鬆症との鑑別を行う。

●骨密度測定で、骨折の部位と若年成人平均値（ＹＡＭ）に対する骨密度で原発性骨粗鬆症の診断をする。

●骨代謝マーカーで、骨質、特に骨代謝状態の検査を行う。

〈看護のポイント〉

　骨粗鬆症では、骨強度の低下が原因で起こる脆弱性骨折が起こる。脊柱骨折では、脊柱後弯変形に続く、全身性の合併症である心肺機能の低下、消化器疾患、遅発性神経障害を起こしやすく、大腿骨頸部骨折では、長期臥床による廃用症候群を起こしやすいためADLやQOLの低下が問題となる。

●バランスのよい食事で、カルシウム、蛋白質、ビタミンDの多い食物を摂取し、患者の年齢に合わせた適度な運動で骨芽細胞の活性化と筋力の増強を図る。加えて、日光にあたりビタミンDを生産して骨粗鬆症の予防や治療を行う。

●骨粗鬆症の危険因子となる喫煙や多量の飲酒などの生活習慣を見直し、薬剤の正しい理解も必要である。内服治療の際に、特に高齢者は複数の疾患を有するため、拮抗する薬理作用の薬を服用していないか確認し、自分で調節しないで適量を適切に内服するよう指導する。

●脊柱後弯変形で前傾姿勢となり視界が狭くなるため、人や物との接触や転倒を予防し、脊椎骨折した際は歩行時にコルセットの着用などで、日常生活を送れるようにする。

●骨粗鬆症治療薬の「イベニティ皮下注05mgシリンジ」（一般名：ロモ

ソズマブ）については、「日本骨代謝学会・日本骨粗鬆症学会の診断基準における重症度に関する記載」（密度値がマイナス2.5SD以下で1個以上の脆弱性骨折を有する、腰椎骨密度がマイナス3.3SD未満、既存椎体骨折の数が2個以上、既存椎体骨折の半定量評価法結果がグレード3–）などを参考に、適用基準が精緻化されている。

知っておこう！ --

　ステロイド薬は、多くの疾患治療に用いられているが、続発性骨粗鬆症のうち最も頻度が高く骨折を起こしやすい。プレドニゾロン（PSL）換算7.5mgを内服している時には脊椎骨折相対危険度が5倍になると報告されている。骨量の減少は、ステロイド内服後3～6か月以内に急激に進行して、特に椎体や大腿骨頸部で進行が著しい。

肺炎

　肺炎とは、肺の炎症性疾患の総称である。一般的には微生物の感染によって生じる肺実質(肺胞腔、肺胞上皮)の急性炎症をさすが、肺間質(肺胞中隔)の炎症による間質性肺炎なども含んでいる。

　肺炎は世界で年間4.5億人(人口の7%)が発症しており、うち400万人が死亡している。日本の統計においても、肺炎は死亡原因の第5位である(2018年人口動態統計)。

　治療法はその原因によって異なり、細菌性のものであれば抗菌薬が使用される。

〈肺炎の症状〉

〈呼吸器症状〉

・咳嗽、呼吸困難、喀痰、胸痛　　　　　　　　など

〈全身症状〉

・発熱、悪寒、頭痛、関節痛　　　　　　など

〈血液検査所見〉

・白血球上昇(左方移動伴う)、CRP上昇、赤沈亢進

　一般に感冒・上気道炎後の続発性肺炎は細菌性肺炎であるが、時にウイルスそのものによる肺炎や間質性肺炎をきたすことがある(インフルエンザウイルス肺炎、コロナウイルス肺炎、麻疹肺炎など)。

肺炎の種類

原因微生物による分類

細菌性肺炎	肺炎球菌、肺炎桿菌、インフルエンザ桿菌、黄色ブドウ球菌など
非定型肺炎	インフルエンザウイルス、麻疹ウイルス、水痘ウイルスなど
	マイコプラズマ、クラミジアなど

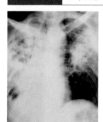

肺炎 X-P

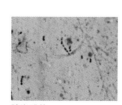

肺炎球菌

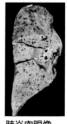

肺炎肉眼像

肺炎

肺炎を発症した場所による分類

市中肺炎	病院や診療所など以外で、日常生活を送っているうちに感染した肺炎
院内肺炎	病院などの医療施設に入院してから、48時間以上経過した後に発症した肺炎のこと。免疫力が低下した患者（易感染状態）や、人工呼吸器が原因の肺炎

炎症を起こした部位による分類

肺胞性肺炎	「肺実質（肺胞腔、肺胞上皮）」が炎症を起こす肺炎
間質性肺炎	肺胞中隔など「肺間質」が炎症を起こす肺炎

市中肺炎

　市中肺炎とは、基礎疾患がないもしくは軽度の基礎疾患を有する人が病院外で発症する肺炎のことをいう。細菌は市中肺炎で最も一般的な原因であり、原因菌として肺炎球菌が最も多く、他にもインフルエンザ桿菌、モラクセラ・カタラーリス、レジオネラ菌などがあげられる。肺炎球菌においてはペニシリン耐性肺炎球菌（PRSP）が問題視されており、治療に難渋する場合もあるが、現在では肺炎球菌ワクチンの接種により予防が可能となっている。

　肺炎球菌・レジオネラによる肺炎は尿中に含まれる抗原の検出により迅速診断が可能である。使用する検体が尿であるため、患者負担が少なく、他の細菌と異なり、培養結果を待たずして診断できるのでメリットは大きい。しかし、レジオネラの場合、血清型1のみしか検出できない迅速キットが多いため、迅速検査の結果が陰性であっても必ずしもレジオネラ肺炎の否定にはならないことは留意すべき点である。

〈市中肺炎の主な起炎菌〉

・肺炎球菌、肺炎桿菌、インフルエンザ桿菌、モラクセラ・カタラーリス、レジオネラ菌、マイコプラズマ　など

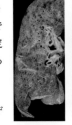 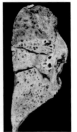

肺胞性肺炎　　間質性肺炎
の肉眼像　　　の肉眼像

院内肺炎

　院内肺炎とは、入院後48時間以上経過してから新たに発症した肺炎のことをいう。基礎疾患があったり、免疫力が低下した患者(易感染状態)に生じるため、健常者ではあまり問題にならない常在菌なども起炎菌になり得る。多くは高齢者の誤嚥性肺炎であるが、胃管挿入や人工呼吸器も原因の1つである。

〈院内肺炎の主な起炎菌〉

・黄色ブドウ球菌(MRSA)

・緑膿菌

・肺炎桿菌

・アシネトバクター　　　など

〈市中肺炎・院内肺炎の検査〉

　市中肺炎と院内肺炎の両者では基本的に起炎菌の検出(培養)が重要になり、起炎菌を検出し感受性のある抗菌薬を使用した治療が肺炎治療の主体となる。血液検査では白血球の上昇やCRPの上昇など、どちらの肺炎に対しても特異的な検査項目はない。画像検査ではX線検査・

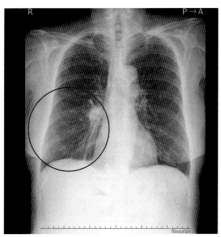

肺炎のX線単純撮影

肺下葉が上葉に比べすりガラス様に白く描出される

209

肺炎

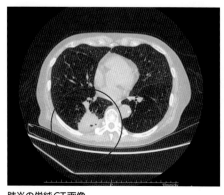

右肺の背側に浸潤影を認める

肺炎の単純CT画像

CT検査で肺に浸潤影が認められる。

間質性肺炎

間質性肺炎とは、肺胞を取り囲む肺間質（肺胞中隔）の炎症による肺炎のことである。炎症が慢性化すると間質に繊維化が生じ、不可逆性変化となる。

間質性肺炎の原因には、膠原病などの自己免疫疾患に伴うもの、アスベストなど粉塵吸引が原因となるもの、羽毛・カビなどのアレルギーが原因となるもの、薬剤や放射線照射が原因となるものなどさまざまである。

〈間質性肺炎の検査〉

間質性肺炎の検査には、X線検査、血液検査などが用いられる。X線検査では、すりガラス影や粒状影、網状影、蜂の巣状の陰影を認める。血液検査では、白血球の上昇やCRPの上昇などを認めるが、特異的ではなく、血液を検体としたバイオマーカー測定が用いられる。

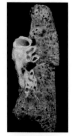

間質性肺炎の肉眼像

〈間質性肺炎のバイオマーカー検査〉

・KL-6

・SP-A

・SP-D　　　　　など

210

☑ 肺炎 ▶ **看護のポイント**

〈看護のポイント〉

● 喀痰、咳嗽、呼吸音、呼吸困難、SpO₂、胸痛、全身状態として、発熱、脱水、意識状態、血圧、脈拍、消化器症状などを観察する。

● 患者の感染防御力とその影響因子、身体状態や生活習慣などをアセスメントする。

● 栄養状態を改善し口腔内の清潔を保持し、安楽な呼吸ができるように体位に整える。

● 気道内分泌物の増加、貯留による換気障害を軽減するために、気道刺激と原因になる環境（湿度、温度）を調整し、水分摂取、含嗽、医師の指示による吸入などにより気道内を保湿する。

● 聴診により、痰の貯留部位を確認し、体位ドレナージやスクイージングなどを併用し、気道の浄化を図る。自力での喀出が困難な場合は吸引を行う。

● 呼吸困難が強く低酸素血症が持続して、酸素療法が行われる場合は、低酸素血症と頻呼吸を適切に評価する。指示通りの酸素量を適切に実施する。

● 高齢者の場合は、COPDによる高二酸化炭素血症を伴っている場合もあり、酸素投与による呼吸停止（CO₂ナルコーシス）には十分注意する。

● 抵抗力が低下している場合は、肺炎を発症すると重症化し、人工呼吸器の使用が必要になり、さらには致命的になることさえある。そのため、看護においては、症状が悪化しないように患者の状態をよく把握しなければならない。特に合併症の予防をすることが重要である。

● 抗生物質の点滴静脈内注射は、血中濃度を一定に保ち殺菌等の効果を維持するため、1日3回であれば8時間ごと、1日4回であれば6時間ごとに行う。

● 病状や治療、予後の不安の軽減のため症状の緩和に努めるとともに、傾聴し、患者の状態に合わせて情報を提供する。

● 療養環境の飛沫や接触によって汚染しやすい表面（ベッド柵、オーバ

ーテーブル、ドアノブなど)の清掃、消毒を確実に実施する。

● 医療者は、スタンダードプリコーションおよび飛沫・接触予防策を行い、感染拡大を防止する(感染性の強いCOVID-19などの罹患者が使用したティッシュは、感染性が持続する飛沫核の吸入を介して伝播するのを防ぐため、ビニール袋などに入れ密閉して捨てるよう指導する)。

知っておこう! -

新型コロナウイルスの感染を疑う患者の検体採取における検体の取り扱い

吸引などで検体採取を行う際は、エアゾール化するため、サージカルマスクでなくN95マスクを着ける。検体の入った容器(滅菌スピッツ管、スクリューキャップ付きプラスティックチューブなど)の蓋が緩んだりすることを防止するためにパラフィルムなどでシールする。原則、基本三重梱包をする。可能な限り速やかに氷上または冷蔵庫(4℃)に保管し、輸送開始までに48時間以上かかる場合、医療施設内で検体を-80℃、不可能であれば-20℃で保存する。冷蔵・冷凍で検体を保持する必要がある場合はさらに追加容器(OVER PACK)が必要になる場合がある。

- -

肝硬変

　肝硬変とは、炎症や代謝障害などによる肝細胞の壊死、脱落後にその修復として線維の増生（これを線維化と呼ぶ）が起こり、本来の肝臓の基本構造（肝小葉）とは異なる、線維化によって囲まれた再生結節（偽小葉と呼ばれる）が肝臓内に広く形成されている状態をいう。

　正常な肝臓の肉眼像では、表面は平滑で均一な小葉構造を示すが、肝硬変では表面が凹凸不整で顆粒状の外観を示し、肝臓は萎縮像を呈する。

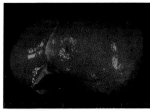

正常な肝臓

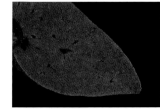

正常な肝臓の割面像

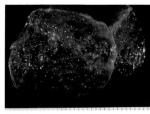

肝硬変

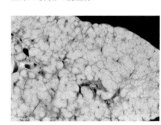

肝硬変の割面像

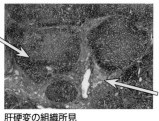

再生結節（偽小葉）　　　　　　　　　　線維化

肝硬変の組織所見

肝硬変

〈肝硬変の原因〉

・ウイルス性肝炎によるもの：B型肝炎ウイルス、C型肝炎ウイルス感染
・アルコール多飲
・非アルコール性脂肪性肝炎（NASH）
・自己免疫性：自己免疫性肝炎（AIH）、原発性胆汁性胆管炎（PBC）
・代謝性：ヘモクロマトーシス、ウイルソン病
・心不全（慢性うっ血性心不全）：うっ血性肝硬変

〈肝硬変の症状〉

　肝硬変で認められる主な症状は、腹水、黄疸、くも状血管拡張、手掌紅斑、腹壁静脈拡張：メデュサの頭、羽ばたき振戦、女性化乳房である。

〈肝硬変の診断〉

血液検査

生化学検査：アルブミン値↓　コリンエステラーゼ↓　総ビリルビン↑
　　　　　　アンモニア↑　　M2BPGi（線維化マーカー）↑

血液・凝固検査：血小板↓　プロトロンビン時間↑（延長）

画像診断

　腹部超音波、腹部CT検査、MRI/MR elastography、腹腔鏡検査

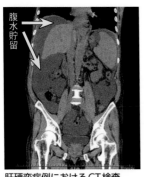

肝硬変症例におけるCT検査

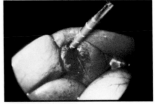

腹腔鏡検査と生検

生検診断

針生検による組織検査。

〈肝硬変の合併症〉

食道静脈瘤

肝臓の線維化などにより、門脈と呼ばれる肝臓に流入する静脈の圧が上昇する（門脈圧亢進）ため、食道や胃周囲の比較的細い静脈に血液が流れ込み、静脈の瘤状の拡張が起こる。

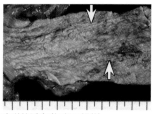

食道静脈瘤（矢印の部分）

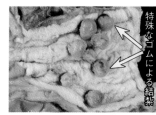

食道静脈瘤結紮術後の状態

肝性脳症

血中のアンモニア上昇によるものである。羽ばたき振戦や昏睡状態などを生じる。

腹水貯留

血中アルブミン低下と門脈圧の上昇などによって発生する。

肝硬変

肝細胞癌の発生

C型、B型慢性ウイルス性肝炎から肝硬変へ移行した症例に多いが、アルコール性肝硬変、非アルコール性脂肪性肝炎から移行した症例などでも発生をみる。

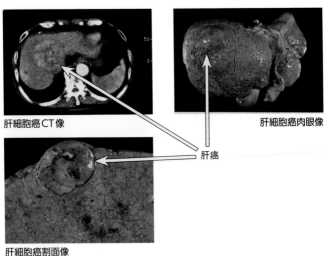

肝細胞癌CT像

肝細胞癌肉眼像

肝細胞癌割面像

肝癌

〈肝硬変の治療〉

・食道静脈瘤に対しては、内視鏡的な静脈瘤の結紮術や硬化剤の静脈内注入などが選択される。

・肝性脳症の治療に関しては、分岐鎖アミノ酸製剤の投与、ラクツロース投与による血中アンモニア値の低下がある。

・大量の腹水貯留に関しては、利尿剤投与や減塩食に変えること、アルブミン投与あるいは腹水穿刺吸引による、腹水の回収などが行われる。

・肝細胞癌の併存については、可能であれば外科的腫瘍摘出術を行うが、その他、ラジオ波焼却療法、経カテーテル的肝動脈塞栓療法なども適応となる。

☑ 肝硬変 ▶ **看護のポイント**

〈検査の流れとアセスメント・看護のポイント〉

慢性肝炎から徐々に肝硬変に移行し、治療による根治が難しく病状が進行し重症化する。肝不全による浮腫や腹水貯留、食道静脈瘤などの合併症リスクは生命に直結するため、予防と早期発見のために長期的に定期的な検査が必要となる。合併症に関する検査を確実に受けられるよう精神的な支援を行う。また、検査方法も多様であり侵襲を伴う検査が多いため、検査準備や終了後の援助をとおして安全・安楽であるようにかかわる。

〈看護のポイント〉

肝硬変初期（代償期）は症状が自覚されにくいが、肝機能低下に伴い食欲不振、全身倦怠感、腹部膨満感、腹水、体重減少、行動異常などさまざまな症状が出現してくる。特に肝機能障害によりアンモニアが蓄積されると肝性脳症となり意識障害を呈する。誘因として、蛋白質の過剰摂取、便秘、利尿薬による脱水、電解質異常などがある。肝性脳症を予防するよう日常生活において肝臓に負担をかけないような生活指導が必要となる。長期にわたり検査や治療が必要となるため、家族や地域の支援者を含めたかかわりが必要である。

腎不全

〈腎不全の分類と原因〉

腎不全
- 急性腎不全
  - 腎前性 …… 循環血液量の減少 …… ・ショック
    - ・脱水
    - ・熱傷
    - ・うっ血性心不全
  - 腎性 ……… ・腎毒性薬物
    - ・ミオグロビン尿症（筋炎、横紋筋融解症）
    - ・糸球体腎炎
    - ・DIC
    - ・腎動脈血栓
  - 腎後性 …… ・尿路閉塞
    - （前立腺肥大症、前立腺癌、
    - 尿管結石、尿管癌）
- 慢性腎不全 …………………… ・糖尿病性腎症
  - ・慢性糸球体腎炎
  - ・腎硬化症
  - ・嚢胞腎

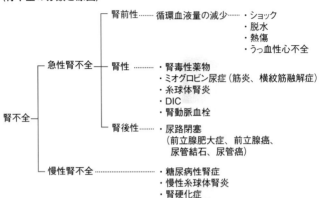

DICによる急性腎不全（腎割面像）

DICの腎組織像：糸球体毛細血管内のフィブリン血栓

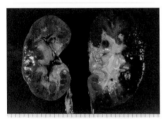

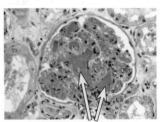

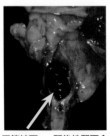

尿管結石 → 腎後性腎不全

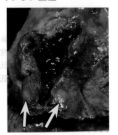

前立腺肥大 → 腎後性腎不全

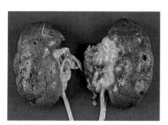
腎肉眼像：腎硬化症 → 慢性腎不全

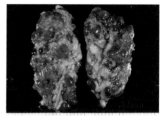
腎肉眼像：優性遺伝型嚢胞腎 → 慢性
腎不全

〈腎不全の症状〉

・代謝性アシドーシス → 酸血症 → 悪心、嘔吐、疲労感

・高カリウム血症 → 不整脈

・エリスロポエチン分泌低下 → 貧血（腎性貧血）

・ビタミンD活性化低下 → 骨粗鬆症

・浮腫、腹水・胸水貯留

・中枢神経障害 → 睡眠障害、不随意運動、意識混濁
　末梢神経障害 → しびれ

〈腎不全の検査・診断〉

血液検査・生化学検査

・血算（…貧血の有無、分類）

・尿素窒素〔UN（BUN）〕、クレアチニン、電解質（Na、K、Cl）、カルシウム、リン

・クレアチニン・クリアランス、eGFR（推算糸球体濾過量）

* eGFRによる慢性腎臓病（CKD）の分類
  eGFR ≧ 90 ……… 正常または高値
  eGFR 60〜89 …… 正常または軽度低下
  eGFR 45〜59 …… 軽度〜中等度低下
  eGFR 30〜44 …… 中等度〜高度低下
  eGFR 15〜29 …… 高度低下
  eGFR < 15 ……… 末期腎不全

腎不全

尿検査

尿中ナトリウム、尿蛋白、浸透圧、尿沈渣

腹部超音波検査

急性腎不全 → 腎臓の腫大、慢性腎不全 → 腎萎縮、尿路結石の有無

腎生検

腎不全の進行度や、原因不明な場合に行う。

〈腎不全の治療〉

食事療法

高カロリー、低蛋白食、塩分・カリウム・リン摂取制限

アシドーシスの補正

高カリウム血症の補正

人工透析

腎機能検査（血清クレアチニン値、クレアチニン・クリアランス、GFR）、臨床症状、日常生活障害度などを考慮し、透析導入を行う。

*日本腎臓学会、透析導入ガイドライン：

　　ステージ5の慢性腎臓病（CKD）では導入が生命予後に与える影響、導入による腎不全合併症の回避、患者のQOLとリスク、医療経済の負担を考慮し、適正な導入時期を決定する。

　　ステージ4のCKD患者でも、体液貯留、体液異常、栄養状態の悪化を認めた場合透析導入を行う。

　　他に厚生労働省"透析導入基準"などがある。

腎移植

☑ 急性腎不全 ▶ **看護のポイント**

急性腎不全は、数時間から数週間単位の急激な腎機能低下（GFR低下）により、体液の恒常性維持機構が破綻し、高窒素血症、水・電解質異常、酸塩基平衡異常などをきたす病態である。

〈検査の流れとアセスメント・看護のポイント〉

急性腎不全では、肺水腫、心膜炎心不全、意識障害、出血傾向などの臨床症状を認め乏尿、高カリウム血症（K＞6 mq/L）代謝性アシドーシス、高窒素尿症（BUN＞80mg/dLあるいは10mg/dL/日以上の上昇）腎機能障害（血清Cr＞5 mg/dLあるいは1 mg/dL/日以上の上昇）を認めた場合透析導入を検討する。多臓器不全を認めた場合は、より早期に導入し、また、尿毒症が出現する前に開始する。緊急に血液浄化法を行う場合には、静脈内にダブルルーメンカテーテルを留置する。

さくいん

す

せ

そ

臨床看護で知っておきたい

検査ガイドブック

2020年8月10日　　第1版第1刷発行

編著	エ グチマサノブ 江口正信
発行人	中村雅彦
発行所	株式会社サイオ出版
	〒101-0054
	東京都千代田区神田錦町3-6　錦町スクウェアビル7階
	TEL 03-3518-9434　FAX 03-3518-9435
カバーデザイン	Anjelico
カバーイラスト	前田まみ
DTP	マウスワークス
印刷・製本	株式会社朝陽会

ISBN 978-4-907176-92-1　　　　　　　　　ⓒ Masanobu Eguchi

●ショメイ：リンショウカンゴデシッテオキタイケンサガイドブック

乱丁本、落丁本はお取り替えします。